JN028800

看護学生のための「読む力」「書く力」レッスンBOOK

坂井浩美・山﨑啓子 著

日本看護協会出版会

本書の特長と使い方 ‖‖

- ✔ 本書は、看護学校／看護大学への入学が決まった学生、また、入学後の新一年生が使用することを想定して編集しています。
- ✔ 看護学生としての心構えや、なぜ「読む力」「書く力」が必要なのかを理解できるよう、入学後の学習をイメージできる解説や例文を掲載しているのが特長です。
- ✔ 書籍の構成は、「導入」「読む」「書く」「読んで書く」となっており、全部で6つの練習問題を設けています。
- ✔ 練習問題は、「入学前の自己学習」「入学後の自己学習」「入学後の授業での活用」など、各学校／大学のカリキュラムに合わせてご活用ください。
- ✔ 練習問題に取り組む際に用いる「チェック表」と「原稿用紙（400字／200字）」は、本書の巻末資料として掲載するとともに、以下のURLからもダウンロードが可能です。

  https://jnapcdc.com/sp/yomukaku/

- ✔ URLにアクセスしていただくと、「読んで書く（要約）」練習問題の解答例と、追加の練習問題をご覧になれます。

「看護」の入り口に立つあなたへ

　皆さんは、「看護」や「看護師」にどんなイメージをもっていますか。「てきぱきと働く颯爽とした姿」「専門的な知識や技術で、患者さんの命や心を救う仕事」などが思いつくでしょうか。また、最近の新型コロナウイルス感染症に向き合う姿を見て、その使命の大きさに驚いた人もいることと思います。

　さて、この本は、これから看護を学ぶ皆さんの「読む力」「書く力」をつけるためのものです。

　「国語は小学校から学んでいるし、今さら何をするの？」と思いましたか。または、「看護の勉強をするのに、なぜ、『読む』こと、『書く』ことをトレーニングしなくてはいけないの？」と疑問を感じたかもしれませんね。

　しかし、病院実習を経験した看護学生の多くは、指導者の看護師や教員から「患者さんの情報をもっと読み取って」「患者さんの様子を他人にもわかるように書いて」などと指導されます。「読む」こと、「書く」ことは今までに何年もやってきたのに、どうしてこのような指摘を受けてしまうのでしょうか。

　看護師は、医療チームの一員として役割を果たすために、複数のメンバー間で、適切に情報を伝達・共有することが求められます。これには、「読む力」「書く力」が不可欠なのです。「看護」の入り口に立った皆さんが「読む力」「書く力」をつけていくことは、取り組まなければならない重要な課題のひとつと言ってよいでしょう。

　本書は、「読む」こと「書く」ことについて Chapter 1 で概観したあと、Chapter 2 では「読む」こと、Chapter 3 では「書く」ことの①看護における意味を整理し、②力を向上させるための視点を示し、③力を伸

ばすためのステップを踏まえて、④練習問題に取り組む、という構成になっています。最後の Chapter 4 では「読む」こと「書く」ことの循環と、まとめとして「要約」について取り上げます。

　また、この本では、皆さんの「学びのレディネス（準備状態）」を整えることも大きな目的としています。なぜなら、看護師は専門職として、生涯学び続けることを期待されているからです。

　先ほど皆さんがイメージしたように、看護師はさまざまな分野で活躍しています。卒業後、看護師として活動する自分の姿を思い描いたり、未来の自分に期待や希望をもったりすることは、とても大切です。そして、それらの期待や希望を実現するため、苦手なことや新たな課題に取り組む姿勢は、もっと大切です。

　この本で取り組んだことをきっかけとして、皆さんが学習に対して「小さな自信をもつ」とともに、これからも長く学び続けるための「習慣をつける」ことにつながれば幸いです。

2021 年 9 月　坂井浩美
山﨑啓子

Contents

Chapter 3

看護学生が「書く」ということ

Chapter **4**

看護学生が「読んで書く」ということ

Column

看護学生にとって「読む」こと「書く」こととは

1 「読む」こと「書く」ことの基本

❶「読む」こと「書く」ことには段階がある

　私たちは、生まれたときから「読む力」や「書く力」を備えているわけではありません。生活の中で、あるいは教育を受けることで、「読む」こと「書く」ことを少しずつ習得していきます。

　つまり、記号としての「文字」から、「文字」のつながりでできた「ことば（単語）」へ、さらに「ことば」をつなげて組み立てた「文章」へと、段階を踏んで、読んだり書いたりできるようになるということです。

　Chapter 1 では、「読む」こと「書く」ことの基本となる事項について、例文をあげながら見ていきましょう。

❷「ことば（単語）」の意味を知る

例文1

4月から、私は看護学生になります。

　例文1では、4月・私・看護学生という「ことば（単語）」を使っています。それぞれの意味は、皆さんが理解しているとおりです。「読む」こと「書く」ことにおいては、まず、「ことば」の意味を知っていることが基本になります。

　多くの「ことば」の意味を知っていることが「読む力」「書く力」の底上げになりますから、皆さんはこれから、医療や看護の専門用語をしっかり学んでいく必要があるということです。

❸「主語・述語」に気を配る

　日本語の特徴のひとつに、「主語」をはっきり表現しないこと（省略）があります。全体の内容から「主語」を読み取ればよいということでしょう。しかし、「読む」とき「書く」ときには、「主語・述語」を意識することが大切です。例文1では、「主語」は「私は」、「述語」は「なります」です。次の文はどうでしょうか。

例文2

　4月から、私は看護学生になり、弟は中学生になります。

　例文2は、「私は看護学生になり（ます）」という「私は」が「主語」の内容と、「弟は中学生になります」という「弟は」が「主語」の内容があり、ふたつのことを言っていることがわかります。

例文3

　昔々、あるところに、おじいさんとおばあさんが住んでいました。

　こちらは昔話「桃太郎」の冒頭の文です。「主語」は、「おじいさんとおばあさんが」あるいは「おじいさんが」と「おばあさんが」のふたつととらえることができます。
　「述語」は「住んでいました」です。「主語・述語」だけの文章にすると、「おじいさんとおばあさんが住んでいました」または「おじいさんが住んでいました」「おばあさんが住んでいました」となります。

例文4-1

　おじいさんは、山へしば刈りに、おばあさんは、川へ洗濯に行きました。

　例文4-1も「主語」と「述語」が明確ですから、状況を誤解する読み手はいないでしょう。もし、この文で「主語」をまとめると、どうなるでしょう。

> 　おじいさんとおばあさんは、山へしば刈りに、川へ洗濯に行きました。

　おじいさんとおばあさんのどちらが山に行ったのか、川に行ったのか、それともふたり一緒に行ったのか、いろいろな受け取り方ができます。「おじいさんは男だから、しば刈りをするだろう」などと、固定観念で決めつけてしまう人もいるかもしれません。

　正しく読み取ったり、書いて伝えたりするためには、「主語・述語」に気を配る必要があります。

❹「文脈」を意識する

　次に、「文脈」を意識してみましょう。「文脈」とは、「ことば」と「ことば」、あるいは「文」と「文」の続き具合（流れ）のことです。

例文 5-1

> 　私はリンゴが好きです。食後のデザートにリンゴをよく食べます。

例文 5-2

> 　私はリンゴが好きです。弟は中学生になります。

　例文 5-1 では、ふたつ並んだ文を自然に読み進めることができますが、例文 5-2 では、一文目と二文目に関連がないので、読み手は戸惑ってしまいます。「文脈」を無視した文章と言えます。

　ある程度まとまった量の文章を読んだり書いたりするときは、「文脈」を意識する必要があります。

　あなたが読み手となるときには、「書き手が伝えたいことを読み取れているだろうか」、書き手となるときには、「私が伝えたいことは、読み手に伝わるように表現できているだろうか」と、考える習慣を身につけることが大切です。

2 看護師は多くの人と情報を共有する

医療は、医師から患者へ、看護師から患者へと職種ごとに提供されるのではなく、一人ひとりの患者に対し、医療チーム全体でかかわっています。そのため、医療チームの複数のメンバーで、患者の情報を共有する必要があります。

看護が取り扱う情報には、患者の生活にかかわる「看護の視点での情報」や、病状・治療にかかわる「医学の視点での情報」などがあります。また、視覚から得られる情報や、患者と話すことで得られる情報、患者に実際に触れることで得られる情報などもあります。

ここでは、「文字から読み取る情報」と「文字で書いて伝える情報」に絞って考えます。看護師が情報を共有する相手ごとに、「読む」ことと「書く」ことの実際をイメージしてみましょう。

❶ 看護師—看護師

看護は 24 時間切れ目なく提供する必要があるため、看護師と患者は一対一の関係ではなく、それぞれの患者に対してチームでかかわります。

看護師は、看護記録を「書く」こと（パソコンに入力することを含みます）で患者の情報を伝え、看護記録を「読む」ことで患者の情報を受け取り、チームでの看護を継続していくのです。

看護記録とは、患者を主人公としたストーリーをチームで書き上げるものであるとも言えます。チームでひとつのストーリーを描くためには、「共通のことば」（お互いが理解できることば）や「共通のものさし」（同じように測れる道具）を使うことが重要です。

たとえば「バイタルサイン※1 の測定値」が記録にあれば、患者の血圧、脈拍、呼吸数、体温などの生体情報をチームで共有できます。「手術後の傷の痛みは、疼痛スケール※2 3/10」とあれば、患者の痛みが10を最大限として3程度であると読み取ることができます。

このように、バイタルサインの値や患者本人との話から、患者の状態を整理して、「痛み止めが必要だろうか」などとアセスメント（分析）につなげていくのです。

※1　バイタルサインとは、血圧、脈拍、呼吸などヒトの生命が維持されていることを示すもの。
※2　疼痛スケールとは、患者が感じている痛みの強さを客観的にとらえるためのもので、10段階で表すものや、人の顔の絵で表すものがある。

❷ 看護師―他の医療専門職

医療チームには、看護師のほかに医師や薬剤師などの医療専門職がいます。医師は診察・診断・治療、薬剤師は薬剤に関する知識など、それぞれに専門性があります。

看護師は医療チームの一員として、他の専門職がもつ情報（主に記録）を読み取る必要があり、同時に自身の行っている看護（行為）を他のメンバーに伝える必要があります。

看護師―看護師の項であげたバイタルサインの測定値や疼痛スケールのように、医療チームで共通理解できる「ことば」もあれば、職種ごとの専門的な「ことば」もあります。

職種を超えて情報を共有するためには、それぞれの専門職が伝えようとしている情報を適切に受け取る（読み取る）こと、また自分たちの看護を他の専門職に対して適切に発信する（書いて表現する）ことが必要になります。

❸ 看護師―医療専門職ではないメンバー

医療チームの中には、治療やケアにかかわる専門知識は少ないものの、医療保険制度や会計、コンピュータなどの専門知識をもつメンバーがいます。彼らと情報を共有する際には、お互いに、専門的な「ことば」の使い方に注意する必要があります。

それぞれの職種がどのような知識をもっているのか、相手の背景を

知ろうとすることが大切です。また、お互いの専門性を尊重し情報共有できるように、わからないことは質問し合える関係をつくることも必要でしょう。

❹ 看護師—患者・家族

　患者や家族がもっている医療の知識には、個人差があります。そのため、看護師は、患者・家族が医療の専門的な知識を備えていないことを前提にかかわっていく必要があります。

　たとえば、固いものを食べたら抜けてしまいそうな歯があったとします。医療者は「動揺歯」と表現しますが、一般的には「グラグラしている歯」や「抜けそうな歯」などと言いますね。同じことを表すにも、伝える相手によって、専門的な「ことば」を一般的な「ことば」に置き換えることが必要です。

　このように、看護師が情報を共有する相手は多様です。日々の看護実践においては、多くの場面で「読む力」「書く力」が求められるのです。

3 | 看護学生と 「読む」こと 「書く」ことの関連

❶ 看護記録を読み取る

　　ここでは、皆さんがこれから学生生活で体験する「臨地実習」を例に、「読む」こと「書く」ことを考えていきます。「臨地実習」とは、病院などの臨床や、自宅療養の場、施設などで実際の対象者（患者）に接し、そのケアを通して看護を学ぶものです。

　　病院実習中の看護学生は、朝、実習病棟へ行き、受け持ち患者の前日の様子を看護記録から情報収集します。

　　患者Aさんの前日の看護記録に次のように書いてあったとします。

例文6

> 18時、夕食を配膳しセッティングした。18時40分、「これ以上食べない」と言うので下膳した。夕食は全量摂取ではなかった。

　　看護学生は、この記録からAさんの前日の状態を読み取り、今日行う看護ケアを計画していくことになります（実際の看護記録にはもっと多くの情報が記載されています）。皆さんは、ここからどんな情報を読み取りましたか？　ちなみに「下膳」とは、食事を載せたトレイなどを下げて片付けることで、「配膳」の逆の意味です。

❷ 看護学生が書く実習記録

　　ここで、3人の看護学生（佐々木さん、小林さん、森田さん［仮名］）に登場してもらいます。先ほどの看護記録を読んだ3人が、Aさんの状態についてアセスメント（分析）した実習記録を見てみましょう。実習記録とは、実習中の看護実践（考えたことや行ったこと）を整理

するために書くものです。

［佐々木さんの実習記録］
　食事を残したAさんは食欲がなかった。調子が悪かったのだと思う。大丈夫かな。心配になった。
［小林さんの実習記録］
　食事の量がはっきりわからないから、聞くことにする。Aさんは胃の病気なので、胃の調子が悪かった可能性がある。食欲について質問することにする。
［森田さんの実習記録］
　全量摂取ではなかった、とあるため、まず食事の量を確認する。全量食べられなかったのは、胃の調子が悪かったのか、食欲がなかったのか、それとも食事の形態が食べにくかったのか、理由を聞く。

　同じ看護記録を読んでいるのに、どうして学生によってこのような違いが出たのでしょう？　ひとつには、看護記録の「書き方」に問題があること、そしてもうひとつは、「読み方」に3人それぞれの違いがあるためです。

　「読み方」の詳細は Chapter 2 で、「書き方」の詳細は Chapter 3 で考えていきます。ここでは、森田さんの行動（看護行為）の続きを見ておきましょう。

❸ 看護記録をもとに行われる看護行為

　森田さんは、看護記録をもとにAさんの状態をアセスメント（分析）し、夕食のメニューを調べ、Aさんと話をすることにしました。以下がそのときの会話です。

森田さん：昨日は食欲がなかったですか？　夕食を全部は召し上がれなかったようですね。
Aさん　：ご飯は全部食べたけど、おかずは残しました。
森田さん：昨日は豚の生姜焼きでしたよね。お嫌いでしたか？

Aさん　　：昨日の肉は思ったより噛み切るのが大変だったから。豚肉は好きですよ。味付けもおいしいし。

森田さん：噛み切るのが難しかったんですね。いつもお肉は噛みにくいですか？　ひと口大に切ってあれば大丈夫でしょうか？　看護師さんに相談してみましょうか。

Aさん　　：そうね。切ってあるとありがたいです。

森田さん：看護師さんに相談してみます。噛み切るとき歯が痛むことはありますか？

Aさん　　：前歯のここ（指さす）がちょっとグラグラしているので、力を入れないように用心しているの。

　これは、臨地実習のほんの一場面ですが、皆さんがこれから体験する実習の様子が少しはイメージできたでしょうか。臨地実習においても、「読む」こと「書く」ことは非常に大切であることがわかります。

看護学生が
「読む」ということ

1 看護における「読む」ことの重要性

❶「読む」ことと「読み取る」こと

　皆さんの中には、「読む」ことが好きな人もいれば嫌いな人もいて、得意だと思っている人もいれば苦手だと感じている人もいるでしょう。しかし、日本語を「読む」ことが「できない」と思っている人は、ほとんどいないのではないでしょうか。

　ここで考えてほしいのは、文章を「読む」ことができている（はずの）皆さんが、必ずしも内容を「読み取る」ことができているとは限らないということです。

　Chapter 1 で取り上げた例文 6 の看護記録と、それをもとに書かれた実習記録をもう一度見てみましょう。

例文 6

　18 時、夕食を配膳しセッティングした。18 時 40 分、「これ以上食べない」と言うので下膳した。夕食は全量摂取ではなかった。

［佐々木さんの実習記録］
　食事を残した A さんは食欲がなかった。調子が悪かったのだと思う。大丈夫かな。心配になった。
［小林さんの実習記録］
　食事の量がはっきりわからないから、聞くことにする。A さんは胃の病気なので、胃の調子が悪かった可能性がある。食欲について質問することにする。
［森田さんの実習記録］
　全量摂取ではなかった、とあるため、まず食事の量を確認する。

> 全量食べられなかったのは、胃の調子が悪かったのか、食欲がな
> かったのか、それとも食事の形態が食べにくかったのか、理由を
> 聞く。

　看護記録を読んだ3人の看護学生は、三者三様のアセスメント（分析）をしています。

　なぜでしょう？　「人はそれぞれ、受け取り方に違いがあるから」で済ませてよいのでしょうか？

　看護は、個人ではなくチームで患者にかかわります。患者中心の看護をチームで行うためには、看護師それぞれの受け取り方や考えではなく、チームでひとつの方針を定めることが必要です。

　「読む」を辞書で引くと、「文字・文書を見て、意味をといて行く」とあります（広辞苑，第6版）。「読み取る」では、「読んで内容を理解する」「表面にあらわれている事柄から、隠れている本質や意味を推しはかる」となります（同書）。

　看護に必要なのは、情報を正しく受け取り、広い視野でものごとを理解することです。単に「読む」だけでなく、「読み取る」ことが求められていると言えます。

❷ 自分のものさしと共通のものさし

　私たちはものごとを見るとき、自分のものさし（主観的な基準）と共通のものさし（客観的な基準）というふたつのものさしを使っています。共通のものさしとは、たとえば、「食事量は3分の2であった」「体重60kg」など、誰が見ても変わることのない客観的な尺度のことです。3人の看護学生の実習記録からは、情報を受け取るときに使ったものさしが違っていたことがわかります。内容を詳しく見てみましょう。

　佐々木さんは、「夕食は全量摂取ではなかった」という情報から、「食欲がなかった」と読み取っています。このとき、「全量摂取ではないということは、食べたくなかったのだろう」という自分のものさしを使ったようです。さらに、「食べたくなかったのは食欲がなかったか

らだ」という、もうひとつの自分のものさしで情報を読んでしまいました。

　自分のものさしで断定したアセスメント（分析）をした結果、記録には書かれていない「食欲がなかった」という文章を作り出し、その誤った思い込みをもとに、「調子が悪かったのだと思う」と患者のアセスメント（分析）を進めてしまっているのです。

　例文6から読み取れるのは、配膳の40分後にAさんが「これ以上食べない」と言ったので下膳したこと、夕食が全量摂取ではなかったこと、のみです。

　まずは自分の推測をはさまず、実際に書かれていることだけを受け取る必要があります。自分のものさしではなく、共通のものさしで測るとも言えます。

　共通のものさしを使うことで、情報を正しく理解し、その後に続くアセスメント（分析）を適切に行うことができます。共通のものさしを使わないと、患者をみる視点がずれてしまい、患者に適したアセスメント（分析）ができない可能性があります。

　小林さんと森田さんは、「夕食は全量摂取ではなかった」という情報を自分のものさしで測るのではなく、まずは「実際の食事量」という共通のものさしで測ろうと考えました。

　そして、「全量摂取ではなかった」理由について、小林さんは患者の疾患（病気）から考え、森田さんはより視野を広くして、食事の形態についても考えています。

❸ 理解しやすい文章だけ読んでいればいいのか？

　情報を正しく「読み取る」ことの大切さについて、わかっていただけたでしょうか。もしかすると、「正しく読み取れるように、最初から書いてあればいいのでは？」と思ったかもしれません。

　たしかに、先ほどの看護記録に、共通のものさしとなる「実際の食事量」が記載されていなかったことにも問題がありました（「書く」ときのポイントはChapter 3で詳しく述べます）。

　ここで、皆さんが今まで学校で使ってきた教科書を思い出してくだ

さい。学習を促すために、やさしい「ことば」や理解しやすい「文章」で書かれており、イラストや図表を使うなどして、内容がパッと頭に入っていきやすいように工夫されていたでしょう。

さらに、皆さんが日頃よく目にするであろう Twitter や LINE などはどうでしょうか。短い文章と絵文字や写真などの視覚的な情報が主ですから、内容はすぐに理解できます。

しかし、わかりやすい情報（文章）にだけ触れていると、読んだときに「理解した気になる」ということが起こりやすいのです。文章の表面をなぞって、わかったつもりになるので、それ以上深く考えようとは思いません。

皆さんはこれから、看護や医療について、たくさんの情報（文章）に触れて学んでいくことになります。その知識を、患者や状況に合わせて適切に使えるようになるには、単に、書かれていることの表面的な意味を理解するだけでなく、その奥にある書き手の意図にまで思いをめぐらせることが求められます。

世の中にあふれているわかりやすい文章だけでなく、ときには読み応えのある文章に触れて、「読む力」をつけることも大切です。

❹「読む力」をつける

「読む力」をつけると、どのようなことができるのでしょうか。

「読む力」がある人は、複数の文章の関係を把握したうえで内容を理解し、自分の思考をめぐらせ、考えを述べることができるようになります。

少し難しく思うかもしれませんが、思考とは、ここでは、知識や経験をもとにあれやこれやと推論を立てながら考えること、と理解してください。あなたが自分の考えを述べて、「どうしてそう考えたの？」と問われたとき、その筋道や根拠を説明できるということです。そして、あなたの思考を説明することは、あなた自身にしかできないことなのです。

たとえば、例文6の看護記録を読んだ小林さんは、患者が夕食を全量摂取しなかったのは、胃の疾患（病気）のためではないかと推測しています（p. 12）。この推測の根拠として、疾患による症状（この場合、

食欲不振や吐き気など）をあげることができるでしょう。小林さんは疾患の知識をもとに推論を立てたと言えます。

　森田さんは、「食事の形態が食べにくかったのではないか」と推測しました。何かの本で読んだのかもしれませんし、自分の祖父母が困っていたのを見た経験があったのかもしれません。いずれにしろ、森田さんは、自分の知識や経験をもとに視野を広げ思考したと言えます。

　「読む力」をつけるには、まず、多くの文章を読むことです。個人差はありますが、皆さんの多くは、まとまった量の文章を読んだ経験が不足しており、「読む力」が十分に備わっていません。
　これから学びを進めていく際に、「読む力」が足りないと、専門的な文章に込められた情報の量や質（重さ）に圧倒されてしまうかもしれません。かと言って、自分に理解できる範囲の情報だけでものごとをとらえていては全体像を把握できませんから、チームが目指す「看護」を理解することは難しくなるでしょう。

　「読む」ことの経験不足は、「読む」ことで補うしかありません。SNSなどでやり取りされる短文は、用件だけを表面的に伝えているものが多く、「読む力」にはつながりにくいと言えます。
　「読む力」をつけるには、まとまった量の文章を読み、そこから事実やデータを読み取り、現状と合わせて考え、知識や経験をもとに推論を立てる、といった思考のサイクルを繰り返すことです。そうして「読む力」は育っていくのです。

2 文章を「読む」視点

A 視点1：読む目的をもつ

たとえばジョギングをするとき、いきなり走り出すのではなく、筋肉や関節が十分に動くように、準備運動をしますね。同じように、「読む」ときにも準備が必要です。

何の準備もせずに読み進めると、ことばの表面をなぞるだけで終わってしまい、「難しくてわからなかった」と感じることがあります。このとき、「目次」や「見出し」を手掛かりに、書かれている内容の予測を立てておくと、この文章から何を読み取ることができるのか、または何を読み取らなくてはいけないのか、という筋道が見えてきます。

ただし、文章には、教科書のように「目次」や「見出し」があるものと、看護記録のようにそれらがないものがあります。

❶「目次」や「見出し」がある場合

「目次」や「見出し」がある場合は、まず「目次」で全体の流れをつかみ、次に「見出し」で書かれている内容を想像しましょう。

「目次」とは、その本の内容や主題（テーマ）を示した地図のようなものです。「目次」を見れば、書かれていることの全体像をつかむことができます。

「見出し」とは、いくつかの段落をまとめ、そこに書かれている内容や主題（テーマ）が一見してわかるように短い文で表したものです（この項の【❶「目次」や「見出し」がある場合】という文のことです）。

「目次」や「見出し」に書かれている内容から、その文章が展開する方向性を知っておくと、目的をもって読むことができるようになりま

す。

　たとえば、消化器疾患の教科書の「目次」に、「食道」「胃・十二指腸」「小腸・大腸」「直腸・肛門」「肝臓」「胆道系」「膵臓」と書いてあったとします。あなたは「消化器って、食道と胃と腸だけではないんだ」と考えるかもしれませんし、「それぞれの器官の消化酵素を習ったなあ」と思うかもしれません。

　また、教科書をめくっていくと、「見出し」に「食道癌の診断と治療」とあったとします。「それぞれの消化器官に病気があるということは、その病気によって看護が違ってくるのかな」「病気ごとの看護って、どういう特徴があるんだろう」と、これからの学びに対して興味をもつかもしれません。

　このように、あなたが考えたり疑問をもったり、あるいは調べてみたりすることも、「読む」ための準備になるのです。

❷「目次」や「見出し」がない場合

　一方で、看護記録や医師の診療録などには、「目次」や「見出し」はほとんどありません。その場合でも、そこから何を読み取るべきなのかを考えて（準備して）、「読む」ことが大切です。

　例文6の看護記録（p.12）を読んだ3人の看護学生を例に考えてみましょう。
　看護記録は、「患者の状態」や「実施した看護への反応」を、他の看護師へ伝えるために書かれます。それを踏まえ、看護学生は3人とも、自分たちが患者とかかわることができなかった「夜間の患者の状態を知る」という目的（知りたいこと）をもって看護記録を読みました。
　「夜は眠れたかしら」「食事はちゃんととれただろうか」という、日常生活にかかわることを知るという目的もあれば、「Aさんは昨日、点滴を抜いたところが痛むと言っていたけど、それに関する記録はないかな」と、患者ごとに具体的な目的をもって読むこともあるでしょう。

　何となく、漫然と読むのではなく、「この文章に書かれていることの何を知りたいのか」という目的をもって読むことが大切です。

B 視点2：読み方を工夫する

　　読み方を工夫することは、文章の内容を正しく深く理解するための手助けになります。ここでは、「映像化する」「文脈から読み取る」「展開をイメージする」という読み方の工夫と、授業で使う「教科書の読み方」について説明します。

❶ 映像化する

　　映像化して読むということは、文章に書かれている内容を想像して頭に描いてみる、ということです。皆さんも、小説の一場面を具体的に想像しながら読んだ経験があるでしょう。

　　たとえば、小説の冒頭で、

> その町のいっさいの色を奪って、雪が降っていた。
>
> （原田マハ：奇跡の人. 双葉文庫；2018.）

とあれば、町中が雪に覆われ、建物も道路もわからないほど真っ白になって、さらにまだ降り続いているような光景が浮かぶでしょう。

　　このように、文章に書かれた場面や情景、また登場人物の状況などを頭の中で映像化することで、内容の理解が深まります。

　　一方で、映像化には限界もあります。「トマトはナス科の野菜である」など、事実を説明する文章からは、トマトやナスの映像が浮かぶだけで、それ以上に想像を膨らませることは難しいでしょう。

　　皆さんがこれから学ぶ看護の教科書は、説明の文章が多いため、映像化できるものは限られるかもしれません。

　　では、看護記録はどうでしょうか。小説とは違い、細やかな情景が想像できる文章が書かれていることは少ないでしょう。これは、看護記録の目的がまず「事実を伝えること」だからです。事実を端的にわかりやすく書くのが看護記録です。

　　しかし、看護記録を読んだ看護師は、情報を受け取るだけでなく、それを次のアセスメント（分析）につなげていかなくてはなりません。アセスメント（分析）には、看護記録に書かれている内容（場面や環境）

を映像化しながら読むことも、時には必要なのです。

　たとえば「患者の前日の夕食」について書いてあれば、その患者が食事をとる姿勢や食器の位置など、食事の場面や周囲の風景を具体的に思い浮かべることができます。映像化してみると、p. 13の森田さんのように、「患者の夕食が全量摂取ではなかった」という看護記録から、「食事がしにくかった可能性」に思い至るかもしれません。

　では、皆さんも、患者が食事をしているシーンを映像化してみましょう。病室で、ベッドの頭側を半分起こした状態で（ベッドアップと言います）、ベッドに座ったまま食事をする70歳代くらいの女性としましょう。映像化してみると、食べにくい食事形態であったかもしれない、座った姿勢が食べにくかったのかもしれない、ベッドの上に設置した食事用のテーブルが高くて食べにくい環境だったのかもしれない……などと、いくつかの可能性が思い浮かびます。

　このように、映像化することが、アセスメント（分析）の助けになることがあります。

❷ 文脈から読み取る

　Chapter 1で触れたように、「文脈」とは、文と文のつながり（流れ）のことです。文章同士のつながり具合によって、全体の意味合いが変わってくることがあります。
　たとえば、看護学生が書いた次の記録から、あなたは、どのような場面を想像しますか。

例文 7-1

> 　患者は手術後、医師により入浴とシャワー浴が禁止されていた。そのため、私は「洗面台で髪を洗いましょうか？」と声をかけた。患者は、「それはけっこうだ」と答えた。

　入浴ができない、シャワーを浴びることもできない患者の不快感を想像しましたか？　少し知識がある人は、「手術で汗をかいただろう」

と考えるかもしれませんね。

患者の「それはけっこうだ」という答えは、「いい案ですね」という肯定の意味と、「やめておきます」という否定の意味、どちらに取ることもできますが、この文章だけでは判断ができません。

このようなとき、前後の文章から「文脈」を読み取ります。「肯定的な意味」が読み取れる例と、「否定的な意味」が読み取れる例を見てみましょう。

例文 7-2

> 患者は手術後、医師により入浴とシャワー浴が禁止されていた。そのため、私は「洗面台で髪を洗いましょうか？」と声をかけた。患者は、「それはけっこうだ」と答えた。そして、「気温が上がっている午前中がいいな。気持ちいいだろうな」と話した。

例文 7-3

> 患者は手術後、医師により入浴とシャワー浴が禁止されていた。そのため、私は「洗面台で髪を洗いましょうか？」と声をかけた。患者は、「それはけっこうだ」と答えた。そして、「今日は寒いから。何となく調子も悪いし」と話した。

この「けっこうだ」のように、同じことばが「文脈」によって全く逆の意味をもつことがあります。「文脈」を読み違えると、情報を正確に受け取れないということです。

一方、あいまいだったり、不明確だったりする文章について、「文脈」からニュアンス（微妙な意味合い）をつかめることがあります。読むときには、「文脈」もひとつの手掛かりになると言えます。

❸ 展開をイメージする

私たちは文章を読みながら、頭の中で自然に次の展開をイメージし、理解の効率を上げています。ひとつの文章の中でも、複数の文章を読むときにも、あたまから順番に、「次は何が書かれているだろう」「この流れを踏まえると、次はこんなことが書いてあるのではないか」と

展開を予測しながら読み進めているのです。

　このように、全体の流れをイメージすることが、文章の理解を深めることに役立ちます。例文を見てみましょう。

例文8

> 　私は「マスク」です。私はみんなから頼りにされています。特に医師や看護師など、医療にかかわる人からの信頼は厚く、一日24時間、毎日活躍しています。私はさまざまな場面で人々の健康を守っていると、自分自身を誇りに思います。

　これは、マスクを擬人化して、その気持ちを書いたものです。一文目を読んで、一瞬、戸惑った人もいるかもしれませんが、これはマスクの気持ちを書いたものだな、とすぐに理解できたことでしょう。

　「みんなから頼りにされている」という内容に納得したり、マスクが使用されている「さまざまな場面」を想像したりしましたか？　医療用マスクや感染症について話が展開することを予測した人もいたでしょうか。さらに、24時間体制で治療や看護を行っている医療機関のしくみを知ってほしいという書き手の意図についても思いをめぐらしながら読んだかもしれませんね。

　文章を読みながら、次に展開する内容を予測し、その範囲を広げるためには、知識が必要です。たとえば看護・医療の専門的な知識を習得していけば、看護記録の記載内容からイメージを膨らませて読み進めることができ、患者の状態の理解やアセスメント（分析）の助けになるでしょう。

❹ 教科書の読み方

　教科書を読むとき、「重要なところにアンダーラインやマーカーを引く」という方法を、一度はやってみたことがあると思います。学校の先生に、アンダーラインの引き方を具体的に教えてもらった人もいるでしょう。

　アンダーラインやマーカーを引くのは、次に同じ箇所を読んだとき、前回の自分の記憶や考えを呼び起こす「きっかけ」を残しておくため

です。付箋を貼る、タグをつける、印をつける、なども同じ機能です。

「ここの部分は重要だと思ったんだ。そうそう、先生が2度繰り返して読んで、説明を加えて……」「ここは疑問をもった箇所だ。どうやって解決したんだっけ？」などと、前回読んだときの記憶を思い出しながら、学習を反芻（繰り返し考え、よく味わうこと）するきっかけとするのです。

アンダーラインやマーカーの引き方に、決まった方法があるわけではないですが、「同じ教科書の中では、同じルールでマークをつける」ことを守りましょう。

たとえば、赤いアンダーラインを「大切なところ」に引いたり、「疑問に思ったところ」に引いたりすると、頭が混乱し、教科書の内容よりも、アンダーラインの意味を考えることに気を取られてしまいます。思い付きで、あれこれやり方を変えることは避けましょう。

ここでは、3色ボールペンと鉛筆を使った読み方の例を紹介します。

【3色ボールペンと鉛筆を使った読み方の例】
① 大切だと思った箇所に青色の線を引く
② 興味をもった箇所（自分の視点）に緑色の線を引く
③ 疑問に思ったところ、わからないと思ったところに、あとで修正できるように鉛筆で線を引く（印をつけたり、メモを書き入れたりしてもよい）
④ 大切だと思った箇所に赤色の線を引く
＊①～③は予習時に、④は授業中に行う

正しいやり方があるわけではありません。また、いろいろな見方や考え方がありますので、「正しくアンダーラインが引けたかどうか」にこだわらず、「次の学習に活かすために、どのようにマークをつけるか」という視点をもつようにしましょう。

C 視点3：読んだ内容について考える

どんな文章でも、読んだあとそのままにせず、「考える時間」をも

つことで、「読む力」がつきます。自分の感想や意見をもち、今までの知識と関連づけてみましょう。

また、ノートを使って重要なところをまとめたり、疑問に思ったことを調べて、その結果を整理したりしておくと、さらに理解が深まります。

❶ 感想や意見をもつ

文章を読んだあと、「面白かった」あるいは「つまらなかった」と思うことがあります。また、「この文章を書いた人に共感できる」あるいは「自分の考えとは違うな」と感じることもあります。

そのようなとき、「良い・悪い」「好き・嫌い」という直感的な感情の動きだけで終わらせるのではなく、なぜそのように思ったのか、具体的な理由を考えてみましょう。

物語や小説では、「時代」「場所」「登場人物のキャラクター」「情景」などを思い浮かべながら読むでしょう。あなたの感情を動かした「ことば」や「文章」は何であったか、どう感じ、どう考えたのか、自分の意見（視点）をもつことが大切です。また、作者の言いたいことを汲み取り、それについて自分の意見（視点）をもつのもよいでしょう。

❷ 関連づける

文章を読むとき、私たちは頭の中で「これは知っている」「これはあのとき読んだ内容と似ている」などと、自分の知識や経験を取り出しながら読んでいます。何度も取り出された知識は、新しい知識と関連づけられ、より深く定着していきます。

教科書や説明文を読む場合は、内容の筋道をしっかり確認したうえで、自分の知識や経験と結びつけながら読むと理解が深まります。

では、皆さんがこれから学んでいく看護技術（看護行為）を通して、「関連づける」とはどういうことなのか考えてみましょう。

患者の日常生活を援助する看護行為のひとつに、「洗髪」があります。髪を洗うことは、誰もが経験したことがある行為のため、「準備

する物はシャンプー、コンディショナー、タオルだろう」「患者の髪を洗うときは、美容室のような体勢で行うのかもしれない」など、経験に基づいた知識を取り出しながら教科書を読むと、その行為をより具体的にイメージすることができます。

しかし、「看護師が洗髪を行う患者は、どんな状態なのだろうか」「看護師はどんなことに気をつければいいのか」については、今までの経験や学習で得た知識だけでは足りず、新たな知識が必要になります。

洗髪のように、看護技術（看護行為）の一部には、私たちが日常生活で経験する内容が含まれています。これから皆さんは、看護学生として多くのことを覚えていかなければなりません。そのとき、すべてを一から覚えるのではなく、今までの知識を取り出して利用しながら学習を進めていくことで、知識が定着しやすくなるのです。

Column

クリティカルシンキング（批判的思考）とは

読むときには、「ロジカルシンキング（論理的思考）」を使って、文章の筋道がとおっているか、整合性があるかを考えます。同時に、「クリティカルシンキング（批判的思考）」で、論理の飛躍（p. 55 参照）や思考の偏りがないかと疑って考えることも大切です。

「批判的」思考というと、間違いや“あら”を探すことのように感じるかもしれませんが、そうではありません。ものごとの前提を疑い、思考に偏りがないかを客観的に検証することです。ロジカルシンキング（論理的思考）で考えたことの妥当性（うまく適合している度合い）を検証するものだと思ってください。

【Point】

● 「ロジカルシンキング（論理的思考）」だけでなく、「クリティカルシンキング（批判的思考）」で、思考の偏りを検証すること

● 「クリティカルシンキング（批判的思考）」とは、ものごとの前提を疑い、客観的に妥当性を検証すること

3 | 看護学生の「読む力」を伸ばすには

❶ 読むときの 3 つのステップ

皆さんの中には、「物語や小説を読むのは好きだけど、教科書はわかりづらくて苦手」という人もいるでしょう。しかし、これまで説明してきたように、看護師には文章を「読む力」をつけておくことが不可欠です。

さまざまな種類の文章を読んで、「ことば」や「表現」に慣れることも大切ですし、時間をかけて一冊の本をじっくり深く読み込むことも、思考を鍛える訓練になります。

「読む力」を伸ばすためには、たくさん「読む」、何度も「読む」、という行動（努力）が必要です。

ジョギングをするときの準備運動については、Chapter 2-2 でも触れました。「明日からジョギングを始めよう」と思ったとき、きちんと準備運動をしてから走ったとしても、体が走ることに慣れていなければ、短い距離で息が苦しくなったり、体に痛みが出たりします。しかし、毎日少しずつ練習していくと、走るときの体の動かし方やペース配分が身につき、予定された距離をだんだん楽に走れるようになります。

「読む」ことも同様に、最初は「よくわからない」「集中できない」ということがあるでしょうが、続けることが大切です。「読んでもわからない」のではなく、「読むことを諦めてしまうから、読む力が身につかない」と考えてみましょう。

皆さんがこれから学ぶ看護の教科書は、専門的な内容が多いです。少し複雑な文章を読むときには、次のことを意識して、3 回読んでみることをおすすめします。

【読むときの 3 つのステップ】
- ▶ ステップ 1：ざっと読んで、何が書いてあるのか、全体の内容をつかむ（わからないことばを調べる）
- ▶ ステップ 2：音読をしながら、要点（ポイント）はどこか、または書き手の伝えたいことは何かを考えながら読む
- ▶ ステップ 3：「自分の視点」または「看護の視点」による意見や感想をもちながら読む

では、次の文章を 3 回読んでみましょう。

チームが有効に活動するための要件

チームリーダーには、各メンバーの役割を定め、やることの優先順位を決定し、状況をモニタリングして、必要に応じて支援を求める、などの役割があります。さらにリーダーはチーム内のコミュニケーションを円滑にするために、メンバーが自由に発言できるよう環境を整えるという任務もあります。

（相馬孝博著，山内豊明・荒井有美編：医療安全—多職種でつくる患者安全をめざして．南江堂；2015．p.17.）

1 回目は「ざっと読んで、何が書いてあるのか、全体の内容をつかむ」でしたね（ステップ 1）。ざっと読むと、「チームリーダーの役割について書かれているな」ということがつかめます。また、たとえば「円滑」の意味するところがあいまいであれば、辞書で調べておきましょう。

2 回目は「要点（ポイント）」や「書き手の伝えたいこと」を考えながら「音読」をしましょう（ステップ 2）。音読とは、黙って頭の中で読む（黙読と言います）のではなく、声に出して文章を読むことです。この文章では、前半で、チームリーダーにはチームを引っ張って動かしていく役割があることが書かれています。そして後半では、メンバーが中心となって動けるように環境を整える、ということが書かれています。要点（ポイント）は、「チームリーダーには、自らチームを動かしていく役割と、メンバーが動けるように環境を整える役割がある」ということです。

3回目は、意見や感想をもちながら読みましょう（ステップ3）。医療の知識が少ないうちは、「看護チームでの優先順位はどのようにつけるのだろうか」「看護ではメンバーが自由に発言できるようにどんな工夫をしているのだろうか」などの疑問が生まれると思います。これから「看護」を学んでいくうえでとても大切な視点です。

　実際に病院実習に行くようになると、「あの場面ではリーダーが看護師さん同士の仕事の調整をしていたな」「患者さんの状態について医師と意見交換していたな」などと、「チームリーダーの役割」について目にすることになるでしょう。

　このように教科書を読み、重要だと思ったこと、疑問に感じたことなどをチェックしておきましょう（アンダーラインの引き方等についてはp.23参照）。

❷ 語彙を増やす

　「語彙」（ボキャブラリー；vocabulary）とは、何かを表現するときに使う「ことば」の数や範囲のことです。何を見ても「すごい」「かわいい」としか表現できない人は、「語彙が足りない」と言われますね。

　文章を読むときにも、書き手の伝えたいことや説明を読み取るには、「語彙」を増やしておくことが必要です。

　たとえば、「彼は傍若無人な態度をとった」という文章で、「傍若無人」の意味を知らなければ、どのような態度なのか想像もつきません。ちなみに「傍若無人」とは、「周囲のことを考えず勝手なふるまいをするさま」です。この意味を知っていれば、「何か失礼なことを言ったのかな」「横柄な態度だったのかな」と想像することができます。

　自分が知らないことばを飛ばして読み、わかることばだけで文章をつないでも、ある程度は内容を理解することができるでしょうが、それでは、一つひとつのことばの意味をあいまいにしたまま読むことに慣れてしまいます。なかには重要な用語も含まれるでしょうから、それを読み飛ばしていては、「勉強しているのによくわからない」という状態に陥ってしまいます。

　わからないことばを調べる習慣は、学生のうちに身につけてくださ

い。また、ことばの意味は、ひとつとは限りません。疑問に思ったときに辞書を使って調べていくと、使いこなせる「語彙」を増やすことができます。

　学生の間は基本的な学習方法を習慣にしましょう。続けていくうちに、文章を読むスピードが上がり、理解が速まり、読むことが楽しくなってきます。

❸ 文章をもとに調べる

　わからないことばの意味を調べるだけでなく、文章を読んで興味が生まれたこと、疑問に思ったこと、「どうだったかな」と確認したくなったことを調べることも大切です。

　その際には、まず、学校で使っている教科書を活用しましょう。スマートフォンなどで気軽にインターネット検索するほうが早いと思いがちですが、それまで学習した内容と結びつけるためにも、まずは教科書や授業資料を活用することをおすすめします。

　インターネット検索では、あなたの過去の検索履歴をもとに情報が集まってきます。あなたが探している（選んでいる）と思っている情報は、あなたの嗜好や傾向に合わせて、あなたが「選びやすい情報」であるかもしれないのです。偏った情報を収集する可能性がある、ということを知っておいてください。

　一方で、インターネットからは最新の情報が早く手に入るというメリットがあります。授業で紹介されたものを優先しつつ、情報の発信元、運営組織、更新日などに注意しながら、適切に使用しましょう。

4 「読む」レッスン

❶ 読んでみよう

　ここでは、「読む」レッスンの題材としてふたつの文章を紹介します。p. 27 で示したとおり、それぞれ 3 回ずつ読んでみましょう。

【読むときの 3 つのステップ】
- ▶ ステップ 1：ざっと読んで、何が書いてあるのか、全体の内容をつかむ（わからないことばを調べる）
- ▶ ステップ 2：音読をしながら、要点（ポイント）はどこか、または書き手の伝えたいことは何かを考えながら読む
- ▶ ステップ 3：「自分の視点」または「看護の視点」による意見や感想をもちながら読む

---

　2 回目の「音読」では下記を参考にしてみましょう。声に出し、耳で聞いて、自分の体に音を循環させることで、「この文章はスムーズに流れないな。主語が不明確だからかな」「この言い回しは、私は日頃使わないから言いづらいな」など、「文章」を自分の内部に取り込んで精査・再確認することができます。

【音読の方法】
- ▶ 自分の耳で確認できるくらいの大きさで、声に出して読む
- ▶ 感情（喜怒哀楽）を乗せて読む
- ▶ 声の強弱や読むスピードを変えて、重要と思われる部分を強調してみる

---

❷ チェックしてみよう

　　　読んだあとは、〔「読む力」チェック表〕を使って記録に残しておき
ましょう。自分がどのくらい読み取れていたか、振り返ることができ
ます。チェックポイントを見ながら気づいたことを、メモ欄に記載し
ましょう。

〔「読む力」チェック表〕

実施	チェックポイント	メモ
□ 1回目	□ 全体の内容はつかめましたか □ わからないことばを調べましたか	
□ 2回目	□ 音読をしましたか □ 要点（ポイント）はわかりましたか □ 書き手の伝えたいことはわかりましたか	
□ 3回目	□ 自分／看護の視点で読めましたか □ 意見や感想を書きましょう	

練習問題①

　　　ひとつ目に紹介するのは、明治大学文学部教授の齋藤孝氏による『人
生が面白くなる学びのわざ』からの一節です。齋藤氏は『声に出して
読みたい日本語』（草思社）など多くのベストセラーがあり、メディア
への登場も多いので、テレビなどで見たことがある人も多いと思いま
す。
　　　この文章の見出しは、「学んで味わう生きる意味」です。これから
の勉強では、皆さん一人ひとりが主体的に看護を「学ぶ」ことになり
ます。そこで、あなた自身が「学ぶ」ということの意味をどう考えるか、
自分に問いながら読んでいただきたいと思います。

学んで味わう生きる意味

　本来、「学ぶ」という行為には、どんな意味があるのでしょうか。

　このことを考えるために、みなさんに一つ質問をします。私たちは、何も学ばずとも生きていくことができる状況であれば、学ぶ必要はないのでしょうか。

　例えば、生まれた家が大金持ちで、一生働かなくても生きていける場合はどうでしょう。毎日、美味しいものを食べてごろごろしていても生きていける。「あなたは何もしなくても生きていけるから、何も学ばずに寝ていればいいのよ」と言われたらどう思うでしょうか。

　そう言われて喜ぶ人は少ないと思います。何を学ぶこともなく、ただ生きている。きっと、退屈だと感じるでしょう。それはなぜでしょうか。

　私たちは、学ぶことにより、喜びや幸福感、つまり「生きる意味」を味わうことができるからです。

　何かを学び、何かができるようになっていくとき、上達していくこと自体がとても面白い。自分が成長しているという実感を持つことができる。

　さらに、何かを学ぶことによって、人から必要とされるようにもなります。

　「あいつは本に詳しいから、聞いてみよう」「あの人は料理が上手だから、教えてもらおう」と、頼りにされる。何かを専門的に学ぶことによって、専門性を持って世の中に関わることができ、自信が持てるようにもなります。

　そこで得られる充実感と喜びが、生きる意味を感じさせてくれます。

　「学ぶ」は、「生きる」だけでなく、私たちの「生きる喜び」「生きる意味」にも密接につながっているのです。

（齋藤孝：人生が面白くなる学びのわざ. NHK 出版；2020.）

　巻末資料 A の〔「読む力」チェック表〕を使って、自分の読み方をチェックしましょう。

　チェック表は以下の URL からもダウンロードできます。

https://jnapcdc.com/sp/yomukaku/

練習問題②

　ふたつ目に紹介するのは、ジャーナリストの池上彰氏による『知の越境法』からの一節です。池上氏は長年、「週刊こどもニュース」（NHK）のキャスターとして、難しいニュースを子どもたちにもわかりやすいように説明してきました。現在も、国内外のニュースを取り上げ、ゲストの芸能人と相互にやり取りをしながら理解を深める、という形式のテレビ番組に多く出演されています。

　2010年の「新語・流行語大賞」のトップテンに選ばれた「いい質問ですねぇ」のフレーズを思い浮かべる人もいるでしょう。

　池上氏は、特定の分野の専門家ではありません。さまざまな分野について、彼自身で勉強したり、専門家へ取材したりして得た「知」をもとに、わかりやすく解説しているのです。

　この文章の見出しは「専門家と渡り合うには」です。看護や医療を専門的に学んでいくうえでは、たくさんの疑問が出てきます。わからないことを質問できるというのは、とても大切なことです。その中でも、受け手にとって「いい質問」とはどのようなものか、考えながら読んでいただきたいと思います。

専門家と渡り合うには

　私はいろいろな分野の本を出したり、専門家と対談したり。そこで、こんな質問をされたことがありました。

　「専門家と渡り合えるところまで来たな、と自分で思えるのは、どういうときか」

　思わぬ質問です。「いい質問」ですね。私が「いい質問」だと思うのは、予想外の質問によって、自分の中で新たな着想や見解、自己分析が生まれるときです。

　これまで考えたことはなかったのですが、この質問をきっかけに考えることになりました。そこで気づいたこと。それは、専門用語を使って説明する専門家の言葉を、瞬時に小学生に分かる言葉に"翻訳"して説明できることです。

　あるいは、専門家にとって想定外の質問をしたことで、専門家がこれまで発言したことのない内容を引き出すことに成功したときです。私の質問を境に、相手の反応が生き生きとしてきたり、話の展開に弾みがついたりすると、「ちょっとは渡り合えたかな」

と思います。

　もちろん専門家は、海上に出た氷山のほんの一部分でしか反応していないかもしれませんが、質問次第ではもう少し深いところで答えてくれる可能性があります。それができたときは、正直「やった！」と思います。

　その人の話す意味を翻訳できる、いい質問ができる、という経験が増えるほどに、自信がついていきます。それは越境の自信です。

（池上彰『知の越境法』／光文社新書）

　巻末資料Ａの〔「読む力」チェック表〕を使って、自分の読み方をチェックしましょう。

　チェック表は以下のURLからもダウンロードできます。

　https://jnapcdc.com/sp/yomukaku/

※ここで紹介した文章は、Chapter 4でも使用します。

5 看護学生のための ブックガイド

　本を読むことによって、新たに知識を得るだけではなく、元々もっている知識の幅を広げたり、深めたりすることができます。また、遠い異国に行くことも、過去や未来に行くことも、立場の違う人の考えや価値観に身をおくこともできます。さらに、それぞれの書き手（作家）のことばのとらえ方や使い方、文章の構成などを学ぶ機会ともなります。

　ここでは、看護の勉強を始める学生（皆さん）を対象に、いくつかの本を紹介します。図書館の司書の方や学校の先生におすすめを聞いたり、友達同士で紹介し合ったりするのもいいでしょう。

❶ あまり本を読んだことのない読書初心者に

　小学校の教科書に載っているような童話をおすすめします。

　童話は子どもが読むものと思っているかもしれませんが、大人になって読み返すと、違う視点に気づくことがあります。物語が短く、ことばの理解が容易であるため、読む練習になります。

ごん狐

新美南吉・作 ／ 青空文庫　底本：「新美南吉童話集」岩波文庫 ／ 1996 年

　小学校の低学年で読んだ人もいるでしょう。子狐の「ごん」の悪意のない、いたずらからストーリーは始まります。「ごん」と「兵十」それぞれの気持ちの背景を想像しながら読みましょう。過去に読んだときと違う思いを抱く人も多いと思います。

　※ QR コードのついている本は、「青空文庫」で全文を読むことができます。

注文の多い料理店

宮沢賢治・著 / 青空文庫　底本:「注文の多い料理店」新潮文庫 / 1990 年

　軽快なストーリー運びで不思議な世界に引き込まれるでしょう。登場人物が「ことば」を自分の都合の良いように解釈する様子を滑稽(こっけい)だと思うかもしれませんが、「自分はどうかな?」と振り返ってみてください。人間の傲慢(ごうまん)さ、思い上がりについて気づくことがあるでしょう。

❷ ほかの人の意見を聞いてみたいときに

　エッセイをおすすめします。エッセイは、自由な形式で、著者の意見などを気軽に述べたものです。著者の背景や時代を想像しながら、共感したり、深い思考に感心したり、「自分だったら違うように思うな」と批評したりしながら読んでみましょう。

十歳のきみへ―九十五歳のわたしから

日野原重明・著 / 冨山房インターナショナル / 2006 年

　日野原氏は 2017 年に亡くなった著名な医師で、現代の看護教育の礎(いしずえ)を築かれたおひとりです。この本は、日野原氏が 10 歳の小学生に語りかけるような口調で書かれていますが、大人が読んでも、命の大切さ、生きるということ、平和の尊さについて考えさせられます。

人生が面白くなる学びのわざ

齋藤孝・著 / NHK 出版 / 2020 年

　私たちはなぜ学ぶのか?　ソクラテスやデカルトといった古代の哲学者から、宮本武蔵、福沢諭吉など日本の歴史的偉人、そして現代の小説家、村上春樹まで、多くの人の「知」から、「学ぶことの意味や喜び」を教えられます。

夜を乗り越える

又吉直樹・著 / 小学館よしもと新書 / 2016 年

「なぜ本を読むのか？」という問いに対し、太宰治、夏目漱石、芥川龍之介などの文豪の作品を取り上げながら、著者ならではの視点で読書の魅力を説明しています。文豪の本をあまり読まない人も「こんなふうに感じたり、考えたりする人もいるのだな」と読書の深さを体感できるでしょう。

父の詫び状

向田邦子・著 / 文春文庫 / 2005 年

著者の少女時代のエピソードを紡いだエッセイです。一つひとつの物語が短くまとまっており、起承転結がわかりやすく、テンポよく読めます。昭和の時代を知らない皆さんも「こんな日常生活があったのだな」と想像することができるでしょう。そして、著者の着眼点や観察眼の鋭さ、豊かさにはっとさせられるでしょう。

❸ 看護にかかわる先達のメッセージ

看護の入り口に立つあなたが、いつか看護の真ん中に立つところを想像しながら読んでみてください。理解が難しい部分もあるかもしれませんが、頭の片隅に残しておきたい、先達からのメッセージです。

看護の力

川嶋みどり・著 / 岩波新書 / 2012 年

「看護」といえば誰もが連想する「ナイチンゲール」の理論を、多くの患者にかかわってきた著者ならではの視点で読み解き、考えを深めていきます。看護の奥深さを、看護の大先輩と一緒に味わってみましょう。

現代の忘れもの

渡辺和子・著 ／ 日本看護協会出版会 ／ 2015 年

　修道女であり教育者でもある著者からの、看護学生や看護師に向けられたメッセージを読み取ってください。そして、看護への期待が込もった厳しくも温かい視線を受け止め、自らを振り返ってみましょう。自分の日常にある当たり前のことが、「ありがたいこと」であると気づくでしょう。

看護倫理を考える言葉

小西恵美子・著 ／ 日本看護協会出版会 ／ 2018 年

　ひとの命や生活にかかわる看護は、「これは善いことか、正しいことか」を判断したうえで行う必要があります。この本では、看護教育者である著者の分析を手掛かりに、著名人だけでなく、ひとりの看護師、患者、家族らの発した言葉からも、その背景にある「倫理的問題」に気づくことができます。

❹ 生命（いのち／せいめい）について考えを深めるには

　看護・医療において、人の生死にかかわる場面に出会うことは避けられません。生命について、過去を振り返り、未来に目を向けることのできるものを紹介します。

海と毒薬

遠藤周作・著 ／ 講談社文庫 ／ 2011 年

　日本には、第二次世界大戦時に、敵国であったアメリカ人捕虜の生体解剖を行った事実があります。この本はそれを題材とした小説（フィクション）です。罪とは何か、正義とは何か、そして人の心の強さとは何か……読む人に大きな課題を突きつけます。

わたしを離さないで

カズオ イシグロ・著 / ハヤカワ epi 文庫 / 2008 年

　ヒトへの臓器提供のために、クローンとして誕生させられた若者たち。彼らの成長、日々の営み、心の動き、そして宿命を受け止め……と、重いテーマながらストーリーが淡々と展開する小説（フィクション）です。生命や生きることについて考えさせられると同時に、ノーベル文学賞受賞作家の繊細な心理描写も味わえます。

生物と無生物のあいだ

福岡伸一・著 / 講談社現代新書 / 2007 年

　「生命（せいめい）とは何か」「ウイルスは生物なのか」……。野口英世など分子生物学の研究者たちの物語がエッセイ形式で書かれています。著者は理系の科学者ですが、流れるような文章は文学的で読みやすく、専門用語も理解しやすいと思います。研究者のリアルな一面を知ることもできます。

❺ 近代文学を味わってみよう

　人の心には、明るくポジティブな部分と、暗くネガティブな部分があります。ここでは、人間のネガティブな部分を掘り下げている小説を紹介します。近代※文学の作家の豊かな表現と、深い人間洞察を味わうことができます。

※近代とは、日本史では明治維新から太平洋戦争の終結までを指す。

杜子春

芥川龍之介・著 / 青空文庫　底本：「現代日本文学大系 43 芥川龍之介集」筑摩書房 / 1968 年

　私たちは、「お金があったらもっと幸せになれるのに」と思うことがありますが、本当の幸せはどういうものか、主人公の杜子春（とししゅん）と一緒に考えてみましょう。読みやすい短編小説であり、著者のストーリー構成につい引き込まれます。

檸檬（れもん）

梶井基次郎・著 ／ 青空文庫　底本：「檸檬・ある心の風景　他二十編」旺文社
文庫 ／ 1972 年

　憂鬱な気持ちで街を浮浪する「私」の感じる色、味、匂い、
手触りを想像してください。どうしようもないネガティブ
な気持ち、自分自身では説明できない「えたいの知れない
不吉な塊」は、誰の心にもあるのではないでしょうか。

こころ

夏目漱石・著 ／ 青空文庫　底本：「こころ」集英社文庫 ／ 集英社 ／ 1991 年

　登場人物の細やかな「こころの動き」を感じながら読ん
でみてください。あなたの心に残った文章を書き出してみ
るのもいいでしょう。姤み、虚栄、罪悪感、苦しみを背
負って生きる感情を、小説だからこそ味わうことができます。そして、
その苦い経験は、ものごとを深く考えるうえでの土壌となっていくの
です。

人間失格

太宰治・著 ／ 青空文庫　底本：「人間失格」新潮文庫 ／ 新潮社 ／ 1952 年

　正体のつかめない不安や恐怖心を抱く主人公には、共感
する人も、薄気味悪く思う人もいるでしょう。「理解でき
ない」と感じたとしても、心を閉ざすのではなく、人には
誰しも生きるうえでの悩みがあり、自己肯定と自己否定という相反す
る感情を同時にもつのだ、ととらえてください。

＊

　読書が好きな人は、過去に読んだ本を読み返すのもおすすめです。
1 回読んで「よくわからない」と思っても、2 度、3 度と読み返してみ
ると「そういうことだったのか」と気づくことがあります。それは、
自分が成長し、経験が増えることによって、以前とは違った視点での
読み取りができるようになるからなのです。
　また、自分の好みの本だけでなく、誰かが選んだ本、たとえば図書

館や書店の「おすすめ図書」などを読んでみると、思わぬところで新たな出会いがあるかもしれません。

　「読書は苦手だ」と思っている人は、短編小説やエッセイなど、短いもの、わかりやすいものを選んで、文章を読む時間をもつことが第一歩です。自分が興味をもっているもの、たとえば、好きな映画の原作となった本を読んで、気になることばや気に入った文章を見つけるのもいいでしょう。

　また、「専門的な内容の本は難しい」と思うかもしれませんが、「ちくまプリマー新書」や「岩波ジュニア新書」、「岩波ジュニアスタートブックス」のように、子どもから大人まで読めるようわかりやすく書かれたものもあります。まずは読むことに慣れていきましょう。

看護学生が
「書く」ということ

1 | 看護における 「書く」ことの重要性

❶ 主題（テーマ）と要点（ポイント）

　皆さんはこれまで、作文や読書感想文、あるいはレポートなど、たくさんの文章を書いてきたでしょう。看護学校／看護大学の入学試験で、小論文を書いた人もいると思います。

　文章を書くときに大切なのは、読み手にとって主題（テーマ）と要点（ポイント）が伝わるものになっているか、ということです。ここで言う主題（テーマ）とは、その文章で中心となる内容、要点（ポイント）とは、文中の大切な箇所のことです。

　たとえば、4月から看護学校／看護大学に入学する新入生に、「150字程度で自己紹介文を書く」という課題が出されたとします。先生からは「書くときに、"誰に伝えたいのか""何を伝えたいのか"を考えましょう」と説明がありました。

　ある人は、新しいクラスメートに向けて、「自分のことを知ってもらう」を主題（テーマ）に、次のような文章を書きました。

例文 9-1

　私は（氏名）です。○○県出身です。好きな食べ物は、いちごと焼き肉です。趣味は音楽とゲームです。休日はゲームをしたり、買い物に行ったりするのが好きです。あとお母さんとも仲良しです。家には私が幼い頃からチワワもいて姉妹のように育っています。これから不安ですが学校は楽しみです。どうぞよろしくお願いします。（150字）

　例文は自分のことを書いており、自己紹介文になっているように見

えます。しかし、読み手の立場からすると、「好きなことや、家での生活はわかるけど、思いついたことをそのまま書いたみたい。何を知ってほしいのだろう」と思いませんか？　主題（テーマ）は伝わってきますが要点（ポイント）が絞れていないのです。

　「書く」ことで何かを伝える場合、思いついたことを並べるだけではだめです。主題（テーマ）から思いついたことを整理して、要点（ポイント）を定めて、文章の構成を考えて書く必要があります。
　課題は、これから看護を一緒に学ぶクラスメートへの自己紹介文ですから、「看護」「学生生活」という点は皆に共通しています。要点（ポイント）を、「自分が目指す看護師」と「学生生活でやりたいこと」に絞って、自己紹介文を構成してみましょう。

例文 9-2

> 　私は（氏名）です。○○県出身の 18 歳です。将来は小児科の看護師になることを目指しています。この学校はボランティア活動が盛んだと聞いているので、ボランティアサークルに入って、地域交流をすることが楽しみです。勉強と実習、サークル活動をうまく両立できるか、少し心配もありますが、どうぞよろしくお願いします。（149 字）

　この自己紹介文ならば、読んだ人たちから「どうして小児科の看護師になりたいの？」「私もボランティアサークルに興味があるから、一緒に行ってみない？」といった反応があるかもしれません。

　要点（ポイント）を明確にすると、例文 9-1 のような「自分のことを何でもたくさん知ってほしい」という自分の思いを詰め込んだ一方通行の文章ではなく、例文 9-2 のように、読み手が興味をもてる文章になるのです。

❷ 看護師は何を書くのか？

　皆さんがこれから進む看護や医療の場には、看護師のほかに、医師や薬剤師、診療放射線技師、臨床検査技師、理学療法士、栄養士、事

務職など、多くの人たちがかかわっています(医療関係者と言います)。患者の情報は、こうした医療関係者と分かち合う（共有する）ことが必要であり、「看護記録」はその際のツールとなります。

　また、患者の状態によっては、地域のほかの病院に転院することもあります。患者の情報は、働く時間や場所が異なる人たちとも共有する必要があるのです。

　自分が行った看護を、同じチームや地域の医療関係者に伝えるためには、主題（テーマ）と要点（ポイント）が明確な看護記録を書くことが求められます。

　では、具体的にどのようなことを書くのか、例をあげてみましょう。

　3人の看護学生が、朝、患者のもとにそれぞれあいさつに行ったときの看護記録です。ここでは、文字数を150字程度に制限して、その範囲でまとめてあります。

例文 10

[小池さんの看護記録]
　「昨日はよく眠れた。朝はすっきり起きられた。夜は夢も見なかった。病院の夜はうるさいときもあるけど、今は落ち着いているようで静かに眠れる。夜中にトイレにも起きない。隣の△△さんが夜中にごそごそするときもあるけど、昨日は静かだった。朝トイレには行った。今日はお天気で日差しが入りますね」と明るく話す。（148字）

例文 11

[吉川さんの看護記録]
　「昨日はよく眠れた。朝はすっきり起きられた」と話す。顔色はよく、笑顔が見られる。手術後の痛みについて、「我慢できる範囲。体を動かすと、ちょっとひどくなる程度」と話す。痛みが強いときは痛み止めの薬があることを伝える。「つらくなったらナースコールを押しますね」と話す。（132字）

> ［海野さんの看護記録］
> 　「昨日は 22 時から 6 時頃までよく眠れた。朝もすっきり起きられた」と話す。顔色は良好で笑顔が見られる。手術後の痛みをスケールで問うと、安静時は 2/10 程度であり「体を動かすと 4 くらいかな。ちょっとひどくなる」と話す。鎮痛剤について説明すると「つらくなったらナースコールを押しますね」と話す。（141字）

　3 人の看護記録の違いについて見ていきましょう。

　小池さんの看護記録には、患者の発言が詳しく書かれており、患者がよく眠れたことは理解できますが、手術後の痛みのことにまで記録が及んでいません。

　吉川さんの記録からは、患者の状況（よく眠れたこと、手術後の痛みは我慢できる範囲であること）と、吉川さんが実施した看護（痛み止めの薬があると説明したこと）が理解できます。

　海野さんは、「よく眠れた」という主観的な情報に「22 時から 6 時」という客観的な情報（具体的な数字）を加え、さらに、人によってぶれることのない共通のものさし（p. 13 参照）である「痛みのスケール」を用いるという工夫をしています。

　また、吉川さんや海野さんの文章は、読み手のことを考えて、要点（ポイント）がわかりやすく簡潔にまとめられています。

❸ 読み手に伝わる文章とは

　看護記録について、「見たことや聞いたことを、とりあえずたくさん書いておいて、読む人が主題（テーマ）や要点（ポイント）を見つけてくれればいいのでは？」と思った人がいるかもしれません。しかし、主題（テーマ）が伝わったとしても、要点（ポイント）が絞れていない文章を読み取ることは、焦点の合っていない眼鏡をかけて景色を見るようなものです。「緑の山の景色だな」ということはわかっても、「木や花の種類はわからなかった」ということになります。

　焦点が定まらない文章は、不要な情報が多すぎて整理できていないため、読む人の記憶に残らないのです。

例文 10 をもう一度、見てみましょう。

例文 10

[小池さんの看護記録]
　「昨日はよく眠れた。朝はすっきり起きられた。夜は夢も見なかった。病院の夜はうるさいときもあるけど、今は落ち着いているようで静かに眠れる。夜中にトイレにも起きない。隣の△△さんが夜中にごそごそするときもあるけど、昨日は静かだった。朝トイレには行った。今日はお天気で日差しが入りますね」と明るく話す。（148 字）

　小池さんは、患者の話を細かく覚えていて、記録に再現しています。話をよく聞くことはコミュニケーションをとるうえでとても大切ですが、得た情報から書くべき主題（テーマ）を絞って決めるという思考のプロセスが必要です。それがないと、レコーダーに録音したものを再生するのと同じことになってしまいます。
　「書く」ときには、「たぶん読み取ってくれるだろう」と読み手に甘えてはいけません。まず自分が、見たことや聞いたことの中から主題（テーマ）を決めて、要点（ポイント）を考え、相手に伝わるように書くことが大切です。

❹「書く力」をつける

　「書く」ということは、伝えたいことを表出するための手段です。もっている情報を吟味し、思考をめぐらせ、文章にして発信する作業とも言えます。
　皆さんはこれまでにも、課題やレポートを書くために、情報を入手し、複数の情報の関係性を考えて、内容を整理したことがあると思います。これは、Chapter 2（p. 15 参照）でお伝えした、知識や経験をもとにあれやこれやと推論を立てながら「思考する」ことと同じです。

　例文 11 で吉川さんは、看護記録の要点（ポイント）を「前日の睡眠状況」と「手術後の痛み」として明確にしています。患者との会話は、重要だと思うところだけを選択したうえで記載し、吉川さんが看護の

視点で観察したこと（顔色や表情についての情報）を書いています。

　例文 12 の海野さんは、患者の痛みについて、「安静時」と「体を動かしたとき」に分けて整理することで、読み手に対し、より具体的に状況を伝えています。

　2 人とも、聞いた話をそのまま「書き写す」のではなく、自分の知識や経験をもとにアセスメント（分析）をしながら書いているのです。

Column

文章を書くうえでの作法

　文章を書くとき、読み手のために基本的な作法（ルール）を守ることはとても大切です。ここでは一部を掲載します。

・文章の終わりを「……です」「……ます」調か、「……である」調か、どちらかに統一する

・ことば同士の関係性を示したり、文章に意味をつけ加えたりする助詞（が・の・を・と等）を正しく使う

・文章を読みやすくし、誤った読み方を防ぐために、句読点をつける

・ひとつの段落はひとつの主題（主張・テーマ）で構成する

　小学校で作文を書くときに学んだ基本的な作法（ルール）を思い出しましたか？　自分の書いた文章は、読み返して基本的な作法が守られているかを確認し、体裁を整えましょう。

【Point】

●読む人に伝わる文章にするために、作法を守って書くこと

●自分の文章は作法が守られているか、読み返しながら確認すること

2 | 文章を「書く」視点

A | 視点1：読み手を意識する

皆さんは今まで、「書く」ときに読み手のことを考えていましたか？

日記やメモなどを除き、多くの文章は、読み手に何かを伝えるために書かれます。伝える（伝わる）ためには、書き手の目線ではなく、読み手の目線を意識することが大切です。

自分が伝えたいことだけでなく、「読み手は何を知りたいのか」を考えたうえで、「どのように書けば理解しやすいだろうか」と、読み手の目線で考えることが必要なのです。

例文 13-1 は、看護学生の実習記録です。病院の外来診察室で、看護師の業務を見学したあとに書かれたものです。ここからどのような内容が読み取れますか？

例文 13-1

> 外来で聞き忘れた情報は、次の外来日まで聞けない。次の外来日に聞くのでは間に合わない場合もあり、その日に予定していた検査ができなくなることもある。伝え忘れがないか、聞いた内容が間違っていないかをしっかり確認する。

この文章には「主語」が書かれていません。外来で何かを聞くのは、看護師なのか、患者なのか、人によって受け取り方が違ってくる可能性があります。そうすると、主題（テーマ）が間違って伝わる場合があるということです。

例文 13-1 を、「病院実習で学んだ内容を、ほかの看護学生に伝える」ことを意識して書き直してみましょう。

例文 13-2

外来診察の際には、看護師が患者に伝えておかなければいけないことがある。これを忘れると、次の外来受診日まで伝えることができなくなってしまうが、それでは間に合わないことがある。たとえば、検査によっては、患者の飲んでいる薬の一部を中止する必要があるが、それを伝えなかったために薬を飲んでしまい、当日になって検査ができなくなることがある。

そのため、外来の看護師は、患者に聞くことや伝えることにもれがないかをしっかり確認し、次回以降の治療にうまくつなげられるようにしている。

読み手の目線に立って、看護師が患者に伝えておかなければいけない内容と場面を、具体的に書くことができました。

次に、同じ例文を「病院実習で学んだ内容を、実習先の看護師に報告する」ことを意識して書き直してみましょう。

例文 13-3

外来診察の際には、看護師が患者に伝えておかなければいけないことがある。これを忘れると、次の外来受診日まで伝えることができなくなってしまうが、それでは間に合わないことがある。

私が見学した日は、患者が次回の診察日に胃の内視鏡検査を受けるため、看護師から説明を受けていた。この患者は抗凝固薬（こうぎょうこやく）を内服しており、看護師は医師の指示書の記載を指さしながら「○日から薬は飲まないでください」と説明していた。

外来では、看護師が説明や確認のタイミングを逃してしまうことで、検査自体が当日、中止となることもある。外来の看護師は、チェックリストを用いて、患者の既往（きおう）や内服薬などを確認し、次回以降の治療にうまくつなげられるようにしていた。

読み手（病院実習で指導してくれた看護師）を意識し、「指導者（看護師）には看護師の業務について具体的に学んだ内容を伝えたい。専門用語も使ったほうがいいだろう」と考えて作成されています。

　ふたつの例文は、読み手によって、用語の選択や表現、文章の構成に工夫がされています。

　皆さんがこれから学ぶ「看護記録」は、多様な背景や専門性をもつ医療関係者と、患者の情報を共有するためのツールですから、「正確に伝わる」ことが前提です。自分が行った看護を正しくチームに伝えられるよう、文章の向こう側にいる読み手を意識して書くようにしましょう。

B 視点2：書き方を工夫する

　次は、「型（形式）を使って文章を構成すること」を考えてみましょう。

　基本的な「型」を身につけておくと、内容が読み手に伝わりやすくなりますし、書くための情報収集・整理においても、効率よく作業ができるようになります。文章の種類によって、向いている「型」がありますので、ひとつずつ見ていきましょう。

❶ 起・承・転・結で書く

　作文や感想文などを書くときに多く使われる基本的な文章構成が、「起・承・転・結」です。

　「起」は、文章の始まりにあり、設定やその後の話をわかりやすくするための説明をする部分です。

　「承」は、出来事の経緯や自分の意見を述べ、「転」に向けた前振りとなる部分です。

　「転」は、話の展開や逆転が起こるところで、話を盛り上げるメインの部分になります。

　「結」は、締めくくりやまとめの部分です。今後の展望を書くこともあります。

例文 14-1 は、「看護師を目指した動機」という作文です。

例文 14-1

　私は出産予定日よりも 1 カ月早く、体重 2,000 g で生まれました。産声（うぶごえ）があまりに小さかったので、母は「命に別状はないのかしら。元気に育つかしら」と、不安な気持ちになり、涙が出てきたそうです。

　そのとき、出産に立ち会ってくれた看護師さんが「この子の手足の力強い動きを見て！　こんなに一生懸命に動いてる」と話してくださり、その言葉で母は、小さいながらも懸命に生きるわが子の姿に胸がいっぱいになったそうです。

　この話は、私の小学校入学のお祝いの会で母から聞きました。そのときから私は、「人を励ます声かけができる人になりたい」と思うようになりました。

この作文について、「起・承・転・結」で整理してみましょう。

例文 14-2

「起」私は出産予定日よりも 1 カ月早く、体重 2,000 g で生まれました。

「承」産声があまりに小さかったので、母は「命に別状はないのかしら。元気に育つかしら」と、不安な気持ちになり、涙が出てきたそうです。

「転」そのとき、出産に立ち会ってくれた看護師さんが「この子の手足の力強い動きを見て！　こんなに一生懸命に動いてる」と話してくださり、その言葉で母は、小さいながらも懸命に生きるわが子の姿に胸がいっぱいになったそうです。

「結」この話は、私の小学校入学のお祝いの会で母から聞きました。そのときから私は、「人を励ます声かけができる人になりたい」と思うようになりました。

最初から「起・承・転・結」の順で書く必要はありません。ある程度書いてから、「起・承・転・結」を意識して文章を並べ替えたり、付け加えたり、あるいは削ったりしながら構成しましょう。

❷ 根拠から書く

　レポートなどを書くときには、「事実」や「話題」を述べてから、その「根拠」を示したうえで「考察」し、「結論」づける構成とすることが多くあります。根拠から結論を導き出すことで、自分の考えを論理的に説明しやすくなります。

　ここでは一例として、「話題・根拠・考察・結論」の型を示します。ひとつの「話題」に、「根拠」や「考察」が複数ある場合もあります。

　「話題」は、話の始まりであり、設定や、これから何について述べようとしているかを示す部分です。問題提起をすることもあります。
　「根拠」は、誰が見ても明らかなデータや事実、資料など、自分の意見を裏づける証拠となる部分です。これからたびたび聞くことになるエビデンス（科学的根拠；evidence）がこれにあたります。
　「考察」は、根拠から分析して自分の主張を論理的に説明する部分です。看護記録ではアセスメント（分析）と呼ぶこともあります。
　「結論」は、話を締めくくるまとめになります。今後の展望を書くこともあります。

　例文 15-1 は、看護学生の実習記録です。受け持ち患者からの「夜、よく眠れなかった」という話から、「高血圧患者の睡眠」について記録しています。患者との会話を「話題」として、「根拠」「考察」「結論」の型に当てはめてみます。

例文 15-1

> 「話題」受け持ち患者のBさんは「昨日も眠れなかったよ。睡眠不
>   足でイライラしてつらいよ」と話した。
> 「根拠」Bさんは入院後ずっと、0時から4時まで4時間程度の睡
>   眠である。
> 「考察」睡眠不足によるストレスと血圧上昇が、Bさんの高血圧の
>   治療に悪影響を及ぼす可能性があると考える。
> 「結論」Bさんがよく眠れるように、改善策を考えなくてはいけな
>   い。

　「話題」「根拠」「考察」「結論」の型をとることで、「考察」の裏づけと
なる「根拠」が適切（根拠として十分な内容）であるのか、筋道がとおっ
ているかを確認できます。筋道がとおっていなければ、論理が飛躍し
ていることになります。

　例文15-1では、4時間の睡眠時間を「睡眠不足」としていますが、
なぜそう考えたかを述べていません。また、「高血圧の治療への悪影
響」の説明も不足しています。「根拠」や「考察」を深めるためには、「適
切な睡眠時間はどのくらいの長さなのか」「睡眠不足になることでど
のような影響が出るのか」などを調べなくてはなりません。具体的に
は、以下のような内容を補足する必要があります。
　　・一般的に、睡眠は7〜8時間が望ましいと言われている。
　　・睡眠不足は、意欲、記憶力、注意力の低下などの精神機能の低下や、
　　　体内のホルモン分泌、自律神経機能に影響を及ぼすことがある。

　次に、「睡眠不足が血圧に影響を及ぼしている」根拠を得るため、
入院後1週間分の朝の血圧データを見ると、起床時の血圧は平均して
170/90 mmHg程度であることがわかりました。また、Bさんの入院
前の起床時の血圧は、平均して160/80 mmHg程度ということでした。
ここでもう一度教科書を調べて、病院で測定した血圧値で140/90
mmHg以上は高血圧とされることがわかりました。
　「根拠」と「考察」を見直し、改めて書いた記録は次のとおりです。

例文 15-2

> 「話題」受け持ち患者のBさんは「昨日も眠れなかったよ。睡眠不足でイライラしてつらいよ」と話した。そこで、入院後の睡眠状態を伺うと、「ずっと、0時から4時まで4時間程度の睡眠」と話した。
>
> 「根拠」一般的に、睡眠は7～8時間が望ましいと言われており、Bさんの4時間程度の睡眠は明らかに短い。また、Bさんの起床時の血圧は、入院前は平均して160/80 mmHgであり、現在は170/90 mmHg程度である。これは「高血圧治療ガイドライン2019」によると高血圧に分類される。
>
> 「考察」睡眠不足は、意欲、記憶力、注意力の低下などの精神機能の低下のほかに、体内のホルモン分泌や自律神経機能に影響を及ぼすことがある。Bさんからは「イライラしてつらいよ」との発言があり、ストレスを感じているようだ。睡眠不足によるストレスと血圧上昇が、Bさんの高血圧の治療に悪影響を及ぼす可能性があると考える。
>
> 「結論」Bさんの血圧が上昇しないよう、睡眠不足にならないための改善策を考えようと思う。

　このように、「話題」「根拠」「考察」「結論」のステップを踏まえて、筋道がとおっているか、論理の飛躍はないかと文章を見直し、修正していきます。看護記録においては、根拠が十分であるかという「範囲（横）」の視点と、考察が十分であるかという「深さ（縦）」の視点が大切です。

❸ 主張（結論）から書く

　レポートなどでは、「主張（結論）」から書くことも多いです。主張（結論）を先に述べるので、その後の展開がわかりやすくなる一方で、そもそもの主張（結論）に誤りがあると、全体が破綻してしまいます。
　ここでは一例として、「主張（結論）・根拠・考察・まとめ（結論）」の型を示します。

　「主張（結論）」は、一番伝えたいことを書く部分です。

「根拠」は、主張（結論）に至った理由を書きます。「根拠から書く」型と同様に、誰が見ても明らかなデータや事実、資料など、自分の意見を裏づける証拠となる部分です。エビデンス（科学的根拠；evidence）がこれにあたります。

　「考察」は、根拠から分析して自分の主張を論理的に説明する部分です。看護記録ではアセスメント（分析）と呼ぶこともあります。

　「まとめ（結論）」は、最初に述べた結論の補足説明やまとめの部分です。今後の展望を述べることもあります。

　例文16は、「主張（結論）から書く」型を使った看護記録です。

例文16

> 「主張（結論）」受け持ち患者のBさんが睡眠不足になると、高血圧の治療にも悪影響を与えるため、改善策を考えようと思う。
>
> 「根拠」Bさんは「昨日も眠れなかったよ。睡眠不足でイライラしてつらいよ」と話した。そこで、入院後の睡眠状態を伺うと、「ずっと、0時から4時まで4時間程度の睡眠」と話した。一般的に睡眠は7〜8時間が望ましいと言われており、Bさんの4時間程度の睡眠は明らかに短い。また、Bさんの起床時の血圧は、入院前は平均して160/80 mmHgであり、現在は170/90 mmHg程度である。これは「高血圧治療ガイドライン2019」によると高血圧に分類される。
>
> 「考察」睡眠不足は、意欲、記憶力、注意力の低下などの精神機能の低下のほかに、体内のホルモン分泌や自律神経機能に影響を及ぼすことがある。Bさんからは「イライラしてつらいよ」との発言があり、ストレスを感じているようだ。睡眠不足によるストレスと血圧上昇が、Bさんの高血圧の治療に悪影響を及ぼす可能性があると考える。
>
> 「まとめ（結論）」Bさんと一緒に、まず、眠れない原因から考えてみる。

　最初に「主張（結論）」があることで、言いたいことが端的に伝わります。皆さんもレポートを書くとき、「私が○○から学んだことは3

点あります。1点目は……、2点目は……、3点目は……」という「型」を使ったことがあるのではないでしょうか。

この「型」では、「根拠」の部分が事実を述べるだけの表面的なものにならないよう注意することが必要です。「根拠から書く」ときと同様に、根拠が十分であるかという「範囲（横）」の視点と、考察が十分であるかという「深さ（縦）」の視点が大切です。

また、「書く」ときには基本的なルールを守ることが不可欠です。

提出課題などでは、全体の文字数や、パソコンで作成する際のフォント、1ページごとの行数などが指定されることがあります。提出の条件を必ず確認しましょう。

C 視点3：文章を読み直す

誰かに読んでもらうための文章を書いたときは、「文章を読み直す」ことが必要です。

「書き手の視点」から「読み手の視点」に意識を移して読み直すことで、整理された適切な表現へと変化していきます。

❶ 推敲する

「推敲」とは、一度書いた文章を読み直し、工夫して磨いていくことです。

まず、文字数などの指定された条件があれば、それに沿っているか確認します。

次に、助詞（が・の・を・と等）や接続詞（しかし・そして等）を適切に使っているか、正しい漢字を使っているかを確認します。

そして、「伝えたいことが整理されているか」と考えながら読み直します。

これらをチェックするときには、書いたものを声に出して読み返してみましょう。自分で書いた文章を声に出して読み、耳で聞いてみると、助詞や接続詞のおかしいところ、誤字の有無、句読点の場所が適切ではないことなど、視覚的・聴覚的にさまざまなことに気づきます。

また、文章を読んでくれる人（情報を受け取る人）に誤解を与える

表現を使っていないか、自分自身が最初の読み手となり、確かめておくことが大切です。

　では、「推敲する」という視点で、例文 9-1 の自己紹介文をもう一度見てみましょう。

例文 9-1

> 　私は（氏名）です。○○県出身です。好きな食べ物は、いちごと焼き肉です。趣味は音楽とゲームです。休日はゲームをしたり、買い物に行ったりするのが好きです。あとお母さんとも仲良しです。家には私が幼い頃からチワワもいて姉妹のように育っています。これから不安ですが学校は楽しみです。どうぞよろしくお願いします。（150 字）

　例文を読んでみると、「あとお母さん」「仲良し」の部分で、話しことば（口語）を使っていることに気がつきます。そこで、「母」「仲が良い」と修正しました。

　もう一度読んでみると「母とも」「チワワも」の助詞が、「母のほかに仲がいいのは誰か」「チワワのほかにも何か飼っているのか」と誤った解釈を生む可能性があること、また、読点を入れたほうがいいことに気づきます。そこで次のように修正しました。

例文 9-3

> 　母と私は仲が良いです。家には私が幼い頃からチワワがいて、姉妹のように育っています。

　このように推敲することで、文章が洗練されていきます。推敲するときは、次の点をチェックしながら行うとよいでしょう。

【推敲するときの留意点】
▶ 誤字・脱字がないか
▶ 主語と述語が対応しているか
▶ 話しことば（口語）を使っていないか
▶ 漢字が適切に使われているか
▶ 助詞や接続詞が適切に使われているか
▶ 句読点が適切に打たれているか
▶ 文章の構成が適切か（「起・承・転・結」「話題・根拠・考察・結論」など）

　これまで、レポートなどを書いたときに「ちゃんと書いたのに、先生に理解してもらえなかった」と思ったことはないでしょうか。その原因の多くは、推敲が十分にできておらず、読み手である先生に、あなたの意図が伝わらなかったためと考えられます。

　推敲するときは、書くときよりも気を配って、丁寧に読み直しましょう。

❷ 時間をおいて読み直す

　一気に書き上げると、そのときの気分や感情に左右され、思いついたままの文章となってしまうことがあります。

　書いたものは時間をおいて、もう一度、読み直すようにしましょう。時間を空けることで、冷静な気持ちになりますし、書き手から読み手へと視点を移すことができるので、客観的に自分の文章を読み直すことができます。

　日にちを変えることが難しければ、ほかの文章を作成したあと、もう一度戻って読み直すという方法でも構いません。

　全く読み返さないで、書いたものをそのまま提出するようなことは、してはいけません。見直しや推敲をしていないことは、その文章を読む人に伝わります。

　読みたくなる文章とは、書いた人が丁寧に取り扱った文章です。文章を書くときは、推敲することや時間をおいて読み直すことも考えて、時間配分をしましょう。

課題レポートや看護記録と、SNS投稿の違い

　課題レポートや看護記録と、SNSなどの書き込みが同じでないことは、皆さんも理解していると思います。SNSは友人同士で短文のメッセージや写真を共有するコミュニケーション方法のひとつで、その投稿は「知り合い同士の会話」の感覚でなされるものが多く、気軽に「いいね！」と共感し合えます。一方、課題レポートや看護記録は、あなたの行動の記録であると同時に、学びの過程や成果を書くものです。ふたつの違いを理解したうえで課題レポートや看護記録を書きましょう。そして、評価の内容が自分が予想していたものより厳しかったとしても、今後の課題として真摯（しんし）（まじめ）に受け止めることが大切です。

【Point】

● 課題レポートや看護記録は、学びの過程や成果を書くものである

● 課題レポートや看護記録を書き、評価を受け止めるときには、SNS
　との違いを理解しておくこと

2

文章を「書く」視点

3 | 看護学生の「書く力」を伸ばすには

❶ 書くときの3つのステップ

　皆さんの中には、「話をするのは得意だけど、書くのは時間がかかるし、自分が言いたいことがうまく表現できない」という人がいるかもしれません。しかし、看護師には話して伝えるだけではなく、書いて伝える力も不可欠です。

　「書く力」をつけるには、とにかく書いてみることです。Chapter 2で、「読む力」を伸ばすためには、たくさん「読む」こと、何度も「読む」ことが必要だとお伝えしました。「書く力」も同様に、たくさん、何度も「書く」ことが必要なのです。

　そして、自分が書いた文章を丁寧に読み直すことです。そうすることで、文章を書くときの癖や傾向、あるいは欠点に気づくことができます。懸命に書いた文章を直すことに抵抗があるかもしれませんが、内容が伝わりにくい文章にこだわるより、一度作った文章を捨てて、新たに書き直すほうが効率的であることが多いものです。

　「書く力」を伸ばすためには、書くことそのものや、書いたものを読み直す手間を惜しまない行動（努力）が求められます。

　Chapter 2で、ジョギングの準備運動の話をしました。準備をして、走ることに慣れてくると、走るペースが身につきます。しかし、いきなりマラソン大会に出るのは難しいでしょう。マラソン大会で走るためには、「走ること」の準備だけでなく、マラソンコースの特徴を知り、当日の天候や気温、風の影響など、その大会に合わせた「走り方」を研究することが必要となります。

　「書く」ことも同様に、その目的や場面にふさわしい主題（テーマ）や要点（ポイント）を定めて、それに合わせた「書き方」をすることが

必要なのです。

　看護では、自分で得た情報を書くことが多くあります。このとき、次の3ステップを意識してみましょう。これまでの書き方を振り返り、ブラッシュアップする際の参考にもなるでしょう。

> **【書くときの3つのステップ】**
> ▶ ステップ1：目的や場面に合わせて主題（テーマ）を決める
> ▶ ステップ2：目的や場面に合わせて要点（ポイント）を定める
> ▶ ステップ3：文章を洗練させる／装飾する

　看護記録を例に考えてみましょう。まずは、入院患者Cさんの病室を訪問したときのメモを例文17-1に示します。

例文 17-1

> ［メモ］
> ・Cさんは昨日入院した。Cさんのベッドは、4人部屋の窓側。
> ・同室者は、Cさんのほかは、Dさん、Eさん、Fさんの3人。
> ・Cさんからは「昨日はよく眠れた。周りも静かだったよ」と笑顔が見られた。
> ・同室のDさんは高齢のため、耳が遠く、歩くとき杖を使うこともあり、少しふらついている。
> ・Cさんはベッドから降りるとき、ベッド柵を支えにしていた。
> ・Cさんは「朝起きてベッドから降りるとき、フラッとしたことが何回かあったので、家ではベッドに手をついて立ち上がるようにしていた」と話す。

　Cさんは昨日入院したばかりで、これまでに入院経験はありません。看護記録の主題（テーマ）を「Cさんの病室の環境」として、まずCさんの病室の状況、次にCさん自身の話したこと、最後に観察したこと、と構成を考えたのが例文17-2です。

例文 17-2

［看護記録］
　昨日入院した C さんの病室は 4 人部屋であり、ベッドの位置は窓側である。C さんの同室者は D さん、E さん、F さんである。
　C さんは「昨日はよく眠れた。周りも静かだったよ」と笑顔を見せ、「朝起きてベッドから降りるとき、フラッとしたことが何回かあったので、家ではベッドに手をついて立ち上がるようにしていた」と話した。
　C さんの動きを観察すると、ベッドから降りるとき、ベッド柵を支えにしていた。
　同室者を観察すると、D さんは高齢のため、耳が遠く、歩くとき杖を使うこともあり、少しふらついていた。

　メモの内容をすべて活かして、整理できたように見えます。では、「文章を書くときの 3 つのステップ」に沿って、見直していきましょう。

　まず、「ステップ 1：目的や場面に合わせて主題（テーマ）を決める」です。

　例文 17-2 では、主題（テーマ）を「C さんの病室の環境」としていますが、部屋の構造やベッドの位置、あるいは同室者の状況など、「環境」の範囲が広すぎて情報がまとまっていません。これを読んで、「D さんのことは必要なのかな」と思った人もいるでしょう。

　主題（テーマ）に、得た情報をすべて盛り込む必要はありません。主題（テーマ）を絞ったうえで決めるということは、目的や場面に合わせて、要点（ポイント）を明確に定めることにもつながるのです。

　では、主題（テーマ）を「初めて入院した C さんの睡眠環境に問題はなかったか？」としてみましょう。すると、C さんの「昨夜の睡眠の様子」と「ベッドから起き上がるときの様子」の 2 点に要点（ポイント）を整理することができます（例文 17-3）。

例文 17-3

［看護記録］
　昨日入院した C さんは「昨日はよく眠れた。周りも静かだったよ」と笑顔で話す。また、「朝起きてベッドから降りるとき、フラッとしたことが何回かあったので、家ではベッドに手をついて立ち上がるようにしていた」と話したため、C さんの動きを観察すると、ベッドから降りるとき、ベッド柵を支えにしていた。

　「ステップ2：目的や場面に合わせて要点（ポイント）を定める」に進みましょう。
　看護記録では、目的や場面に合ったものにするため、不足があれば、さらに情報収集をして内容を補うことも大切です。

　たとえば例文 17-3 の「朝起きてベッドから降りるとき」の情景については、「目覚まし時計が鳴ってあわてて起きると同時に、すぐベッドから立ち上がろうとする C さん」を想像した人もいれば、「目が覚めて、いったんベッド上に座って（時計を見て）から、ゆっくり立ち上がろうとする C さん」を想像した人もいるでしょう。
　また、「ベッド柵はベッドのどの位置に付いていて、C さんはどのようにベッド柵を使ったのかな」と具体的な動作の内容に関心をもった人もいるでしょう。このように、記録を書いていて「この場面はどうだったのかな」と思うときには、さらに情報収集をして内容を補足します。
　さらに情報収集をして、具体的に内容を深めて書いたのが例文 17-4 です。

例文 17-4

［看護記録］
　昨日入院した C さんは「昨日はよく眠れた。周りも静かだったよ」と笑顔で話す。また、「朝起きてベッドから降りるとき、フラッとしたことが何回かあったので、家ではベッドに手をついて立ち上がるようにしていた」と話したため、起き上がるときの動きを聞くと、「フラッとすることがあるので、一度ベッドに座ってから、

立ち上がるようにしているよ」と話す。

　Cさんのベッドには両方の足元にベッド柵が付いており、Cさんの動きを観察すると、ベッドから降りるときは、ベッドの左側から降り、立ち上がるときに右手でベッド柵を支えにしており、ふらついていなかった。

例文17-4では、内容は具体的になりましたが、文章が読みにくいようです。そこで、最後に「ステップ3：文章を洗練させる／装飾する」ことが必要です。

例文 17-5

［看護記録］

　昨日入院したCさんは「昨日はよく眠れた。周りも静かだったよ」と笑顔で話す。

　また、「朝起きてベッドから降りるとき、フラッとしたことが何回かあり、家ではベッドに手をついて立ち上がるようにしていた」と話した。そこで、起き上がるときの動作を確認すると、「一度ベッドに座ってから、立ち上がるようにしている」と話す。

　病室のCさんのベッドには、足元の両側にベッド柵が固定されている。Cさんの動作を観察すると、ベッドの左側から降りていた。立ち上がる際に右手でベッド柵をつかんで支えとしており、ふらつきは見られなかった。

「文章を洗練させる／装飾する」ということは、難しい表現や比喩を使うことではありません。読み手が受け取りやすい文章にするということです。

　皆さんは、キャッチボールの経験はありますか？　お互いボールを投げ、受け取るという作業の繰り返しです。単純な作業に思えますが、相手の受け取りやすい速度や位置を計算して続けるには、技術と経験が必要です。

　同様に、「書く」ことは、読み手とのキャッチボールと言えます。ボールを受け取る相手を想像して、受け取りやすい文章に洗練していく必

要があるのです。

❷ 感想を書く

　ここでは、感想を書くことについて考えます。

　皆さんは今までに何度も、作文や感想文などを書いてきたと思います。「感想」とは、あるものごとに対して心に生じた、まとまりのある感じや思いのことです。「面白かった」「興味をもった」という肯定的なもの、「つまらなかった」「興味をもてなかった」という否定的なものなど、率直な感情の動きのことを「感想」だと思いがちですが、読む人に伝えるためにはそれだけでは不十分です。

　たとえば、授業を受けたあとの看護学生の感想が「今日の授業はとてもためになった。看護師が行う清潔の援助の意味がよくわかった」であったとしたら、「授業に対して肯定的な気持ちはわかるけど、何を学んだのかな」と思うでしょう。具体的な学びの内容が伝わらないのです。

　読む人に具体的な感想を伝えるためには、例文18のように、新たな気づきや自分の考えの深まりなどについて書きましょう。

例文18

> 　今日の授業では「清潔の援助」を学んだ。
> 　私は、入浴やシャワーは、身体の汚れや汗を落とすためのものだと考えていた。しかし、入浴やシャワーには、血液循環を促進したり、代謝を活発にしたりする「身体への効果」や、気分をリラックスさせることでその後の活動意欲を高める「精神への効果」があることを学んだ。
> 　私は今まで、入浴やシャワーが心身にどのような効果を及ぼすか深く考えていなかったが、看護では、それぞれの行為の効果や影響を考えなくてはいけないことを学んだ。

　このように、感想を書く場合でも、あなたが何を感じ、考えたのかを読む人に伝わるように表現する必要があるのです。

　また、本や資料などを読んで長文の感想文を書くときには、次の点

を参考にするとよいでしょう。視点 2（p. 52）で紹介した「型」を使いながら書いてみましょう。

> 【感想文を書くときの留意点】
> ▶「起」で、興味をもったことや場面を書く
> ▶「承」で、興味をもった理由を書く
> ▶「転」で、思ったこと、感じたこと、学んだこと（自分の経験などを踏まえて）を書く
> ▶「結」で、今後の課題や提案を書く

ここでの学びを活かして、Chapter 1 で取り上げた昔話の「桃太郎」の読書感想文を 400 字程度で書いてみます。

たとえば、興味をもった場面を、「桃太郎が犬、猿、キジと仲間になるところ」と考えたとします。そして、「なぜその場面に興味をもったか」を書きます。

例文 19-1

> 桃太郎を読んで印象に残ったのは、犬、猿、キジという仲間の組み合わせだ。自分とは違う個性をもった仲間と力を合わせる場面に、私は中学校のクラブ活動でのチームメンバーを思い出した。
> 私が所属したバスケットボール部では、絶対的に強い「エース」と呼ばれる選手はいなかった。しかし、足が速い G 君、背が高い H 君、動きの素早い I 君、周囲をよく見る J 君、そしてシュートが得意な私と、個々の特長を活かすことで、地区大会では目標のベスト 8 まで勝ち進むことができた。「桃太郎」の物語においても、桃太郎、犬、猿、キジそれぞれが得意な戦い方で敵と対峙し、目的を成し遂げている。
> 多様なメンバー一人ひとりの個性や特長を活かして作戦を立てることは、チームを動かす原動力となり得るのだ。
> 私はこれからも、さまざまな仲間の個性や特長を認め合いながら協力し、問題に取り組んでいきたいと思っている。（376 字）

【感想文を書くときの留意点】を考えながら整理してみましょう。

「起：興味をもった場面」
　　桃太郎を読んで印象に残ったのは、犬、猿、キジという仲間の組み合わせだ。

「承：興味をもった理由」
　　自分とは違う個性をもった仲間と力を合わせる場面に、私は中学校のクラブ活動でのチームメンバーを思い出した。

「転：思ったこと、感じたこと、学んだこと」
　　私が所属したバスケットボール部では、絶対的に強い「エース」と呼ばれる選手はいなかった。しかし、足が速いG君、背が高いH君、動きの素早いI君、周囲をよく見るJ君、そしてシュートが得意な私と、個々の特長を活かすことで、地区大会では目標のベスト8まで勝ち進むことができた。「桃太郎」の物語においても、桃太郎、犬、猿、キジそれぞれが得意な戦い方で敵と対峙し、目的を成し遂げている。
　　多様なメンバー一人ひとりの個性や特長を活かして作戦を立てることは、チームを動かす原動力となり得るのだ。

「結：今後の課題・提案」
　　私はこれからも、さまざまな仲間の個性や特長を認め合いながら協力し、問題に取り組んでいきたいと思っている。

　このように、感想には、書く人自身の目線で、思ったこと、感じたこと、学んだことを書きます。
　一方、レポートなどでは、「根拠」に基づいて、論理的に自分の意見を説明する「考察」を書くことが必要でしたね。この点が大きな違いです。

❸ 課題レポートや看護記録と、メモとの違い

　　メモを取ることには、皆さんも慣れていると思います。これまでに、オリエンテーションで説明されたことを書き留めたり、友だちとの約束や部活の注意事項にメモを使うこともあったのではないでしょうか。また、思いついたアイデアを書き留めた経験もあるでしょう。

　　このように、メモの主な目的は見たことや聞いたこと、話し合ったことなどを「忘れないために書き留めておく」ことです。これから看護を学んでいく中では、多くの場合、その先に課題レポートや看護記録という文書の作成があり、メモはそれらを書くための「材料（素材）」となります。

　　たとえば食堂で焼きそばを注文すると、麺、玉ねぎ、にんじん、ピーマン、豚肉などの材料（素材）が準備され、それらが調理されたうえで「焼きそば」としてあなたの前に提供されます。同様にあなたのメモ（素材）も、「記録」として整理したうえで提出しなくてはいけないことを理解しておきましょう。

　　これからの看護の演習や実習で、教員や指導者から「メモを取りなさい」と指導されることがあるでしょう。そのようなときは、あとでそのメモの内容を見返し、記録として「整理する」ことまでを意識しておきましょう。メモを取る行為自体が目的だと勘違いしないようにしてください。

❹ ことばを使いこなす

　　Chapter 2 の「看護学生の『読む力』を伸ばすには」のところで、語彙を増やすことについて触れました（p. 28 参照）。ここでは、知っていることばの「量」を増やすだけでなく、ことばを適切に使いこなすことも意識しましょう。

　　文章を「書く」ときは、複数の言い方や表現の候補を考えて、ふさわしいものを選び出し、「質」を高めることが必要です。

　　たとえば、「患者さんへの看護援助は、しっかり行う」という文章があったとします。この「しっかり」は「注意深く」「手を抜かずに」「厳重に」「正確に」「誠意をもって」「丁寧に」など複数の意味が考えられます。文章で伝えたいことが「手順を守って正確に行う」という意図

であれば、「患者さんへの看護援助は手順を守り、正確に行う」という表現にしたほうが読み手に伝わりますね。

　このように、複数の選択肢をもち、その中から状況に合った適切な表現かつ相手に伝わりやすいことばを選び出せることが、「ことばを使いこなす」ということです。

　ことばを使いこなせるようになるには、ほかの人が書いた文章を読むとき、どのような言い回しや表現を使っているかを気にしてみることです。そして、「私だったらこんな表現を使うな」と言い換えてみたり、「どうしてこの言葉を使ったのだろう」と書いた人の意図を考えたりしてみましょう。その積み重ねこそが、あなたが「書く」ときの土台となるのです。

Column

話しことば（口語）と書きことば（文語）

　私たちは、会話をするときの「話しことば（口語）」と、文章を書くときの「書きことば（文語）」を使い分けています。

　話しことばは、文章を書くうえでの作法（p. 49 コラム参照）にとらわれず、主語を抜かしたり、「ら」抜きことば、「い」抜きことばを気にすることなく使ったりします。文章を書くときは、書きことばを使用するのが原則です。読み手を想定し、ふさわしいことばを選んで使う必要があります。

　話しことばと書きことばの例を紹介しますので、両者の違いを理解して使い分けましょう。

話しことばの例	書きことばの例
朝すっきり起きれた ※「ら」抜きことば	朝はすっきり起きられた
レポートを書いてる ※「い」抜きことば	レポートを書いている
でも	しかし
ちゃんと	きちんと、丁寧に
すごく	非常に、とても
〜とか	〜など
〜みたいな	〜のような

4 「書く」レッスン

❶ 書いてみよう

　　ここでは、「書く」レッスンの題材として、ふたつの主題（テーマ）を提示します。

　　ひとつ目は、あなたがこれから入学する看護学校／看護大学の、教員に向けた「自己紹介文」、ふたつ目は、クラスメートに向けた「看護学校／看護大学で頑張りたいこと」です。それぞれ 400 字以内で書いてみましょう。

　　p.52 で示した基本的な文章構成の型「起・承・転・結」を使って、文章を書くときの 3 つのステップのうち、ステップ 1 と 2 を意識して書きましょう。

> 【書くときの 3 つのステップ】
> ▶ ステップ 1：目的や場面に合わせて主題（テーマ）を決める
> ▶ ステップ 2：目的や場面に合わせて要点（ポイント）を定める
> ▶ ステップ 3：文章を洗練させる／装飾する

　　書いた文章は必ず読み返します。その際、「書き手の視点」から「読み手の視点」に意識を移動させましょう。「自己紹介文」では看護学校／看護大学の教員の立場で、「看護学校／看護大学で頑張りたいこと」ではクラスメートの一員になったつもりで読み返しましょう。

　　最後に p.74 の項目に従って「推敲」を行い、文章を読み直し工夫して磨いていきましょう。これが、書くときのステップ 3 にあたります。

【推敲するときの留意点】
- 誤字・脱字がないか
- 主語と述語が対応しているか
- 話しことば（口語）を使っていないか
- 漢字が適切に使われているか
- 助詞や接続詞が適切に使われているか
- 句読点が適切に打たれているか
- 文章の構成が適切か（「起・承・転・結」「話題・根拠・考察・結論」など）

❷ チェックしてみよう

　　書いたあとは、〔「書く力」チェック表〕を使って記録に残しておきましょう。自分がどのくらい書けていたか、振り返ることができます。チェックポイントを確認しながら気づいたことを、メモ欄に記載しましょう。

〔「書く力」チェック表〕

実施	チェックポイント	メモ
□ 書くとき	□ 主題（テーマ）は絞れていますか □ 要点（ポイント）は明確ですか	
□ 書いたあと （推敲）	□ 誤字・脱字はありませんか □ 主語と述語は対応していますか □ 話しことば（口語）を使っていませんか □ 漢字は適切に使われていますか □ 助詞や接続詞は適切に使われていますか □ 句読点は適切に打たれていますか □ 文章の構成は適切ですか（「起・承・転・結」「話題・根拠・考察・結論」など）	
□ 最後の確認	□ 文章は洗練されていますか	

練習問題③

【自己紹介文】

　看護学校／看護大学の教員に向けて、自己紹介文を400字以内で書いてください。

練習問題④

【看護学校／看護大学で頑張りたいこと】

　看護学校／看護大学のクラスメートに向けて、入学してから頑張りたいことを400字以内で書いてください。

＊

　巻末資料Cの原稿用紙を使いましょう。書いたあとは巻末資料Bの〔「書く力」チェック表〕を使ってチェックしましょう。

　原稿用紙とチェック表は以下のURLからもダウンロードできます。

　https://jnapcdc.com/sp/yomukaku/

看護学生が
「読んで書く」ということ

1 「読む」ことと 「書く」ことの循環

　ここまで、「読む」こと「書く」ことについて一緒に考えてきましたが、皆さんは「読む」「書く」のどちらが重要だと思いますか?

　看護学生には、たくさんのレポート課題が出るし、実習の記録も書かなくてはいけないから、「書く」ことを中心に学びたい、と思う人がいるかもしれません。しかし、「書く」ためには知識や情報が必要です。これには授業を聞いたり、教科書を読んだりすることが必須となります。順序からすれば、まず「読む」ことを意識したほうがよいでしょう。

　では、「書く」ことはあとで学べばよいかというと、そうとも言えません。なぜなら、「読む」ことと「書く」ことは循環しているからです。
　批評家・随筆家である若松英輔氏は、著書『読書のちから』(亜紀書房)の中で、「『読む』と『書く』はまさに呼吸のような関係にある。『読む』は言葉を吸うこと、そして『書く』は吐くことに似ている。『読む』あるいは『書く』という営みは、世界で言われているよりもずっと身体を使う。『あたま』だけでなく、心身の両面を含んだ『からだ』の仕事なのである」と述べています。

　「読む」ことはインプット(input;入れる)、「書く」ことはアウトプット(output;出す)と表現することもできます。息を吸ったり吐いたりする「呼吸」と同じように、並行しながら少しずつ力をつけていきたいですね。

　また、「読む」ことは、知識のインプットだけではなく、文章を論理的思考でとらえ、読み解く力を鍛えることにつながります。
　そして「書く」ことは、事実を正確に表現し、アセスメント(分析)

が必要なものを適切に判断する力を鍛えることにつながります。

　「『読む』ことができていれば、知識がインプットされて、勉強には困らないのではないか」と考えるかもしれません。しかし、学んだ内容を「書いて」表現することで、知識として定着していきますから、「読む」「書く」はどちらも同様に重要なのです。

2 「要約」について

　皆さんの中には、授業で新聞の社説などを要約したことのある人がいるでしょう。要約の目的は、文章の要点（ポイント）を整理して、わかりやすく短い文章にまとめることです。

　要約文には、①元の文章の主題（テーマ）がつかめていること、②ことばの意味を適切に読み取れていること、③要点（ポイント）を整理できていること、そして、④それらを正しく適切な表現で書けていること、が求められます。ですから、文章を要約するということは、「読む力」と「書く力」の両方が必要なのです。

❶ 要約してみよう

　次の文章を使って、要約の流れを見ていきましょう。

能力を超えることはできない

　当たり前のことですが、人は能力以上のことはできません。たとえば、私たち人は非常に小さな音を聞くことはできません。感覚器官で検出できないものは処理できないのです。また、一般人は 100 m を 10 秒で走ることはできませんし、100 kg の荷物を持ち上げることもできません。あるいは、一度にたくさんの人の話を理解することも不可能です。さらに、人は知らないことには対応できません。技術力が不足しているにもかかわらず、そのタスク（課題）を間違いなく実施することは不可能です。人は生理的、身体的、認知的能力を超えることはできません。

　この"知らない""技術力がない"にもかかわらず、患者に対応することはリスクが高いのです。可能なかぎり知識を広げたり、深めたり、医療の技量を身につけることが重要です。

（河野龍太郎著，山内豊明・荒井有美編：医療安全─多職種でつくる患者安全をめざして．

南江堂：2015．p.43.）

まず「読む」ときには、書き手の伝えたいことは何か、主題（テーマ）と要点（ポイント）は何か、を意識しましょう。重要と考えられるところに、アンダーラインなどで印をつけておくのもいいでしょう。

　ここでは、120字以内で要約することとします。「書く」ときに、指定された文字数を意識することは大切ですが、規定内に収めようとすると、簡潔（短く簡単で、要点をとらえていること）にすべきところを、簡単（ものごとが大雑把で単純なこと）にしがちになります。
　最初は文字数をあまり意識せずに書いてみましょう。一度書いてみたあとで、文章を見直して調整しましょう。

　「人の能力には限界がある」という大雑把なまとめや、「人の能力には限界があるから、患者にリスクなく対応するのは難しいと思った」という感想は、「要約」とは言えません。
　例文 20-1 では、あまり文字数を気にせずに書いてみます。

2

「要約」について

例文 20-1

　人は能力以上のことはできない。人は感覚器官で検出できない小さな音を聞くことはできないし、一般人は、100 m を 10 秒で走ったり 100 kg の荷物を持ち上げたりするなど、身体的能力を超えることはできない。さらに、たくさんの人の話を一度に理解したり、知らないことや技術力のないことに対応したりすることはできない。人は生理的、身体的、認知的能力を超えることはできないのだ。
　しかし、「知らないこと、技術力がないこと」は患者対応へのリスクを高くする。そのため、可能なかぎり広く深く知識をもち、医療の技量を身につけることが重要である。（251 字）

　次に、指定された文字数（120字以内）に調整してみましょう。文脈を変えずに省略や言い換えなどの工夫をします。

例文 20-2

> 　人は、「聴く」などの生理的、「走る」などの身体的、「知る」などの認知的な能力を超えることはできない。しかし、「知らない、技術力がない」ことは患者対応へのリスクを高くする。そのため、広く深く知識をもち、医療の技量を身につけることが重要だ。
> （118字）

　このように、文章の内容が正確に伝わるものが「要約」です。

　文章の主題（テーマ）や要点（ポイント）をつかむことを意識して、書き手の伝えたいことを「読む（読み取る）」ことが、「読む力」を向上させます。そして、読み取った内容を「要約」として「書く」ときには、新たな読み手に伝わることを意識しましょう。

　p. 78 で、「読む」ことと「書く」ことは循環していると説明しました。文章を読んで要約することは、息を吸ったり吐いたりする「呼吸」と同じように、「読む力」「書く力」を同時に鍛えていることになるのです。

❷ チェックしてみよう

　「要約」したあとは、〔「読んで書く力」チェック表〕を使って記録に残しておきましょう。自分がどのくらい読み取れていたか、書けていたかを振り返ります。チェックポイントを確認しながら気づいたことをメモ欄に記載しましょう。

〔「読んで書く力」チェック表〕

チェックポイント	メモ
□ 元の文章の主題（テーマ）はつかめていますか □ ことばの意味を適切に読み取れていますか □ 要点（ポイント）を整理できていますか □ 正しく適切な表現で書けていますか □ 文字数の制限は守られていますか	

練習問題⑤

【学んで味わう生きる意味】

　Chapter 2 で紹介した齋藤孝氏の「学んで味わう生きる意味」（p. 32、原文は 614 字）を 200 字以内で要約してみましょう。

練習問題⑥

【専門家と渡り合うには】

　Chapter 2 で紹介した池上彰氏の「専門家と渡り合うには」（p. 33-34、原文は 540 字）を 200 字以内で要約してみましょう。

＊

　巻末資料 D の原稿用紙を使いましょう。書いたあとは〔「読んで書く力」チェック表〕を使ってチェックしましょう。

　原稿用紙とチェック表は以下の URL からもダウンロードできます。

　https://jnapcdc.com/sp/yomukaku/

参考文献一覧

（著者・編者五十音順）

- □ 飯間浩明：つまずきやすい日本語．NHK出版；2019．
- □ 池上彰・竹内政明：書く力―私たちはこうして文章を磨いた．朝日新書．2017．
- □ 石黒圭：文章予測―読解力の鍛え方．角川ソフィア文庫．2017．
- □ 石黒圭：「読む」技術―速読・精読・味読の力をつける．光文社新書．2010．
- □ 犬塚美輪：14歳からの読解力教室―生きる力を身につける．笠間書院．2020．
- □ 井下千以子：思考を鍛えるレポート・論文作成法．第3版．慶應義塾大学出版会．2019．
- □ 井部俊子：看護師のための文章ノート．日本看護協会出版会．2018．
- □ 学習技術研究会編著：知へのステップ―大学生からのスタディ・スキルズ．第5版．くろしお出版．2019．
- □ 川嶋みどり：看護の力．岩波新書．2012．
- □ 関西地区FD連絡協議会・京都大学高等教育研究開発推進センター編：思考し表現する学生を育てる―ライティング指導のヒント．ミネルヴァ書房．2013．
- □ 黒田裕子：黒田裕子のしっかり身につく看護過程．改訂第2版．照林社．2018．
- □ 小池陽慈：14歳からの文章術．笠間書院．2020．
- □ 小西恵美子：看護倫理を考える言葉．日本看護協会出版会．2018．
- □ 齋藤孝：読書する人だけがたどり着ける場所．SB新書．2019．
- □ 齋藤孝：大人の読解力を鍛える．幻冬舎新書．2019．
- □ 齋藤孝：「読む・書く・話す」を一瞬でモノにする技術．だいわ文庫．2013．
- □ 齋藤孝：人生が面白くなる学びのわざ．NHK出版．2020．
- □ 佐伯胖：「学ぶ」ということの意味．岩波書店．1995．
- □ 佐藤望編著：アカデミック・スキルズ―大学生のための知的技法入門．第3版．慶應義塾大学出版会．2020．
- □ 佐藤優：調べる技術 書く技術―誰でも本物の教養が身につく知的アウトプットの極意．SB新書．2019．
- □ 高橋源一郎：「読む」って、どんなこと？．NHK出版．2020．
- □ 竹内政明：名文どろぼう．文春新書．2010．
- □ 外山滋比古：知的文章術―誰も教えてくれない心をつかむ書き方．だいわ文庫．2017．
- □ 外山滋比古：乱読のセレンディピティ―思いがけないことを発見するための読書術．扶桑社文庫．2016．
- □ 外山滋比古：考えるレッスン．だいわ文庫．2019．
- □ 西林克彦：わかったつもり―読解力がつかない本当の原因．光文社新書．2005．
- □ 野口悠紀雄：「超」文章法―伝えたいことをどう書くか．中公新書．2002．
- □ 樋口裕一：頭のいい人は「短く」伝える．だいわ文庫．2011．
- □ 樋口裕一：「頭がいい」の正体は読解力．幻冬舎新書．2019．
- □ 藤井徹也：看護学生スタートブック．医学書院．2017．
- □ 又吉直樹：夜を乗り越える．小学館よしもと新書．2016．
- □ 若松英輔：考える教室―大人のための哲学入門．NHK出版．2019．
- □ 若松英輔：読書のちから．亜紀書房．2020．

これからの「学び」のために

　看護学校の教員をしていると、入学試験の面接の場で、受験生から「入学までにどのような準備をしたらよいですか？」と聞かれることが多くあります。

　本書は、そのような問いに答えたいという思いで執筆しました。つまり、看護の道を選んだ皆さんに、入学後に向けた「学びのレディネス（準備状態）」を整えてほしい、そのための手助けができれば、という思いです。

　この本を読み進めた皆さんの中には、「今まで意識したことのないことばかりだった」「十分理解できなかった」「練習問題がうまくできなかった」という人もいるかもしれません。

　しかし、「学び」は積み重ねの連続です。

　パーフェクト（完璧）を目指すより、この本を読み通せたこと（コンプリート）に自信をもってください。そしてこれからも、小さな自信を積み重ね、「読む」こと「書く」ことを恐れず、遠ざけないで、学び続けてほしいと思います。

　最後に、本書の企画・編集・営業に携わってくださった日本看護協会出版会の皆様に心より感謝いたします。

2021 年 9 月　坂井浩美
山﨑啓子

❙ 著者紹介 ❙

坂井浩美

順天堂大学医学部附属順天堂看護専門学校卒業後、同大学附属順天堂医院にて勤務。立教大学法学部法学科卒業。九州大学大学院医学研究院医療経営・管理学修了（医療経営・管理学専門職修士）。日本医療機能評価機構を経て、2017年から2021年3月まで宇部フロンティア大学人間健康学部看護学科成人看護学准教授。2022年より東京都看護協会危機管理室。

山﨑啓子

九州厚生年金看護専門学校卒業後、九州厚生年金病院（現JCHO九州病院）にて勤務。その後、山口県立大学栄養学部卒業、九州大学大学院医学系学府保健学専攻修士課程（看護学修士）、同大学博士課程（看護学博士）を修了。再び九州厚生年金病院にて勤務し、新人看護師／現任看護師教育、EPA看護師候補者教育に従事。2017年より宇部フロンティア大学、2021年より福岡看護大学にて、看護学生の教育に従事。

看護学生のための「読む力」「書く力」レッスンBOOK

| 2021年10月 1 日 | 第1版第1刷発行 | 〈検印省略〉 |
| 2022年 4 月 20 日 | 第1版第2刷発行 | |

著者　坂井浩美・山﨑啓子

発行　株式会社 日本看護協会出版会
　　　〒150-0001 東京都渋谷区神宮前5-8-2 日本看護協会ビル4階
　　　〈注文・問合せ/書店窓口〉TEL 0436-23-3271　FAX 0436-23-3272
　　　〈編集〉TEL 03-5319-7171
　　　〈ウェブサイト〉https://www.jnapc.co.jp

装丁　齋藤久美子

印刷　三報社印刷株式会社

看護学生 におすすめの書籍！

忙しさの陰で、私たちは大きな忘れものを
していないだろうか

**人として、看護職として受け止めたい
強くて澄んだ珠玉のメッセージ**

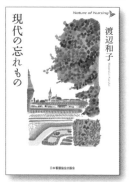

現代の忘れもの

Chapter2の
ブックガイド でも
紹介しています！

著：渡辺和子
- ●新書判／104ページ
- ●定価990円
  （本体900円＋税10%）
- ●2015年6月発行
  ISBN978-4-8180-1914-0

看護しつつ生きるとは、何だろう

**看護の歴史、文芸作品や童話などを
ひも解きながら考える「看護の原点」**

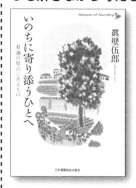

いのちに
寄り添うひとへ
看護の原点にあるもの

著：眞壁伍郎
- ●新書判／152ページ
- ●定価1,320円
  （本体1,200円＋税10%）
- ●2015年6月発行
  ISBN978-4-8180-1915-7

病む人の傍らに「ともに在る」こと
その重荷を分かち合うこと

**医学を修めたのちに修道女となった著者による
看護の場面での出会いの意味**

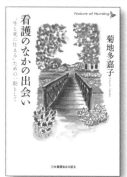

看護のなかの出会い
"生と死に仕える"ための
一助として

著：菊地多嘉子
- ●新書判／128ページ
- ●定価1,210円
  （本体1,100円＋税10%）
- ●2015年8月発行
  ISBN978-4-8180-1919-5

すべてのケア提供者に贈る励ましの言葉

**一つひとつのメッセージに込められた
「ケアの原点」を受け止めたい**

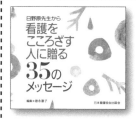

日野原先生から
看護をこころざす
人に贈る
35のメッセージ

編：徳永惠子
- ●B6判変型／96ページ
- ●定価1,320円
  （本体1,200円＋税10%）
- ●2019年4月発行
  ISBN978-4-8180-2189-1

新人ナースの悩みや疑問へのアドバイス

**社会人／ナースとしての心構えを
Q&A形式でわかりやすく紹介！**

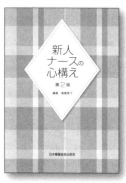

新人ナースの心構え
第2版

編：高橋惠子
- ●B6判／160ページ
- ●定価1,320円
  （本体1,200円＋税10%）
- ●2017年3月発行
  ISBN978-4-8180-2036-8

読んでもらえる「仕事の文書」とは

**論文、報告書、依頼文書などの作文技術を
コンパクトに解説！**

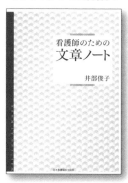

看護師のための
文章ノート

著：井部俊子
- ●B5判／58ページ
- ●定価1,210円
  （本体1,100円＋税10%）
- ●2018年4月発行
  ISBN978-4-8180-2108-2

 日本看護協会出版会　〒112-0014　東京都文京区関口2-3-1
（営業部）TEL：03-5319-8018／FAX：03-5319-7206

［コールセンター　TEL.0436-23-3271
（ご注文）　FAX.0436-23-3272］

https://www.jnapc.co.jp

@HPjnapc

「読む力」チェック表

✔ 本書 p.31〜34 の練習問題①②について、下記の〔「読む力」チェック表〕を使って自分の読み方をチェックしましょう。

✔ チェック表は以下の URL からもダウンロードできます。
https://jnapcdc.com/sp/yomukaku/

実施	チェックポイント
□ 1 回目	□ 全体の内容はつかめましたか □ わからないことばを調べましたか .... メモ
□ 2 回目	□ 音読をしましたか □ 要点（ポイント）はわかりましたか □ 書き手の伝えたいことはわかりましたか .... メモ
□ 3 回目	□ 自分／看護の視点で読めましたか □ 意見や感想を書きましょう .... メモ

提出日 ___ 年 ___ 月 ___ 日

学科 ___ 学籍番号 ___ 氏名 ___

B 「書く力」チェック表

✔ 本書 p.75 の練習問題③④について、巻末資料Cの原稿用紙に書いたあとで、下記の〔「書く力」チェック表〕を使って自分の書き方をチェックしましょう。

✔ チェック表は以下の URL からもダウンロードできます。

https://jnapcdc.com/sp/yomukaku/

実施	チェックポイント
□ 書くとき	□ 主題（テーマ）は絞れていますか □ 要点（ポイント）は明確ですか メモ
□ 書いたあと（推敲）	□ 誤字・脱字はありませんか □ 主語と述語は対応していますか □ 話しことば（口語）を使っていませんか □ 漢字は適切に使われていますか □ 助詞や接続詞は適切に使われていますか □ 句読点は適切に打たれていますか □ 文章の構成は適切ですか（「起・承・転・結」「話題・根拠・考察・結論」など） メモ
□ 最後の確認	□ 文章は洗練されていますか メモ

提出日　　　　年　　　　月　　　　日

学科　　　　　　　　　学籍番号　　　　　　　　　氏名

「書く力」原稿用紙

✔ 本書 p.75 の練習問題③④について、下記の原稿用紙（400 字）に書いたあとで、巻末資料 B の〔「書く力」チェック表〕を使って自分の書き方をチェックしましょう。

✔ 原稿用紙は以下の URL からもダウンロードできます。

https://jnapcdc.com/sp/yomukaku/

提出日　　　　年　　　　月　　　　日

学科　　　　　　　　　　学籍番号　　　　　　　　　　氏名

キリトリ線

D 「読んで書く力」チェック表と原稿用紙

✔ 本書 p.83 の練習問題⑤⑥について、下記の原稿用紙（200字）に書いたあとで、〔「読んで書く力」チェック表〕を使って自分の要約をチェックしましょう。

✔ チェック表と原稿用紙は以下の URL からもダウンロードできます。
https://jnapcdc.com/sp/yomukaku/

チェックポイント

☐ 元の文章の主題（テーマ）はつかめていますか

☐ ことばの意味を適切に読み取れていますか

☐ 要点（ポイント）を整理できていますか

☐ 正しく適切な表現で書けていますか

☐ 文字数の制限は守られていますか

メモ

提出日　　　　　年　　　　月　　　　日

学科　　　　　　　　　　学籍番号　　　　　　　　　　氏名